經脈研究與臨床應用

孙维仁 著

中医古籍出版社

图书在版编目（CIP）数据

经脉研究与临床应用/孙维仁著．–北京：中医古籍出版社，
2014.6

ISBN 978–7–5152–0543–4

Ⅰ. ①经⋯　Ⅱ. ①孙⋯　Ⅲ. ①经脉–研究　Ⅳ. ①R224.1

中国版本图书馆 CIP 数据核字（2014）第 011304 号

经脉研究与临床应用

孙维仁　著

责任编辑　王益军
封面设计　映象视觉
出版发行　中医古籍出版社
社　　址　北京东直门内南小街 16 号（100700）
印　　刷　北京金信诺印刷有限公司
开　　本　850mm×1168mm　1/32
印　　张　6
字　　数　104 千字
版　　次　2014 年 6 月第 1 版　2014 年 6 月第 1 次印刷
印　　数　0001~2000 册
书　　号　ISBN 978–7–5152–0543–4
定　　价　18.00 元

读者服务部电话　010 84027448

作者简介

孙维仁医师，男，汉族，河北省任县人，现居内蒙古临河。生于 1935 年 5 月，14 岁从外祖父学习中医。外祖父乃中医世家，自清代先人业医，传至外祖父刘老镜已经六世，外祖父擅长针灸及外科，乃治骨疽症专家，为当地名医，人称刘氏中医。主张针灸师须"练内气，气沉丹田；发外气于指端，达患者之病所"。骨疽即现代所谓之骨髓炎，为清代及民国时多发病，每成慢性，迁延难愈，刘氏中医独创药捻引流法，取得良好的临床疗效。孙维仁 16 岁参军，在抗美援朝战争中，任野战医院手术室护士，回国后于北京读护士专修科三年，再回乡从三舅刘仁合学中医六年，前后共 8 年，奠定了中医基础，成为刘氏中医唯一传人。

孙维仁医师用 20 多年时间研究"背俞穴"，认为人体背部最重要的生物学特征是"节段性"，针刺时自背部腧穴，沿节段传导而达脏腑，是针刺效应转输的最短途经。取背俞穴为君，以其他经穴为佐、使，治愈内科、妇科顽症 527 例。1994 年著《背腧理论探索及临床应用》一书，中国中医科学院针灸研究所程莘农先生阅稿并作序。程老说："余读后知其对有关背俞这一专题，从理论到实践钻研颇深，源源本本加以阐述，并有不少心得。"

孙维仁医师治疗婴幼儿泄症有奇方，乃外祖父及其三舅所传，个人有所改进。经过几十年实践与观察，发现刺中腹壁深层的腹白线，是针刺成败的关键。腹白线是致密的结缔组织，对针刺有超强的感应。继续观察，发现各种结缔组织对针刺都有良好的感应和转输效应。1997年写成《针刺治疗婴幼儿泻症》一文，发表于香港出版的《世界杰出医药论文选编》。其治疗婴幼儿脾虚泄等症，五分钟治愈，治愈率99%，为现代医学无法达到的水平。

孙维仁医师受刘氏中医所传，60年来不断地学习、实践、观察与思考，著《经脉研究与临床应用》一书，对针灸理论将起到开拓性贡献，将对中医临床、教学、针灸研究起到重要的参考作用。其人长期在基层工作，因而更接近生活，更接近自然。慎密的观查，深邃的思考，是作品成功之所在。

序

孙维仁同志，是我院优秀的中医主治医师，我对他了解甚深。他擅长针灸，1994 年著《背腧理论探索及临床应用》一书，由中国中医科学院针灸研究所程莘农先生阅稿并作序，内蒙古人民出版社出版。1997 年在香港发表《针刺治疗婴幼儿泄症》一文。他针刺治疗婴幼儿脾虚泄等泄症，五分钟治愈，治愈率 99%，作到现代医学无法达到的水平。

维仁同志，积多年临床经验又著成《经脉研究与临床应用》一书，余读后认为这是针灸学术中一项开拓性研究成果，主要有以下内容：

（一）从科学的角度研究经脉，发掘出诸多和现代科学相一致的内涵；

（二）对和经脉相关的术数文化，作了相应的研究；

（三）指出了《灵枢·经脉》的时代特征，确定为东汉方士之作；

（四）"天人合一"是中华民族的理想，在经脉和腧穴理论中，得到充分的体现；

（五）在临床实践中，披露个人独创的针刺治婴幼儿泄症的方法和原理；

（六）在腧穴研究中，介绍了个人临症经验。

本书是值得一读的，它对中医临床治疗、教学、科研，均有参考价值。

内蒙古自治区巴彦淖尔市临河区人民医院

主任医师、院长　徐　亮

自　序

　　余祖籍河北省任县，1935 年 5 月出生于小康农民之家，两岁半时日寇铁蹄踏进吾之家乡，从此兵荒马乱，四处逃难，家业败落。

　　吾外祖父乃中医世家，医德高尚，医术精湛，为一方名医，事变后携三舅在顺德府城里开中医诊所谋生。吾十四岁进城从外祖父及三舅学中医。1950 年抗美援朝战争暴发，次年春吾报名参军，在志愿军野战医院手术室任护士。上甘岭战役立三等功一次，回国后进北京护士专修科学习三年，改工薪人员留用。余思念学中医未竟，申请退职还乡，上级批准后重回邢台，此时外祖父已经去世，吾即从三舅刘仁合继续学中医六年，奠定了中医基础。

　　1963 年赴内蒙古寻求发展，初在农村作赤脚医生，常在农民土炕上为农民扎针治病，创办全免费合作医疗，个人挣工分种自留地为生，文革期间，被评为贫下中农办医疗的典范。十一届三中全会后，调至国营乡镇医院，任中医师、院长等职，后再调至县市医院任中医主治医师。

　　吾本草根医生，擅长针灸，用 20 多年时间，研究背俞这一专题，并不断加以实践，1994 年著《背腧理论

3

探索及临床应用》一书，中国中医科学院针灸研究所程莘农先生审阅并作序，给了很高的评价，由内蒙古人民出版社出版。1997 年于香港发表《针刺治婴幼儿泄症》一文，并赴东南亚诸国参观考察。

　　吾乃外祖父家刘氏中医唯一传人，以刘氏中医为基础，经个人 60 多年不断的学习、实践、观察与思考，著《经脉研究与临床应用》一书。拙作出于草根，谬误难免，望读者匡正批评，不胜感激。

壬辰中秋孙维仁于临河

前　言

中华传统医学是个博大的文化宝库，经脉和腧穴则是其最重要的构件。传统医学由来以久，可以上溯至上古的洪荒时代，最早的治病工具曰砭石，即"以石刺病也"，一般认为始自旧石器时代，而有了冶金术之后，才可能以针刺病。与之相比药物治病出现的要晚得多，虽有神农尝百草而有本草说，大概广泛的使用药物，是近两三千年的事。传统医学的根就是刺和灸，现代人称之为针灸学。

针灸学的理论，是以经脉和腧穴为中心。有关经脉和腧穴的研究，数千年来从未中断过，遗憾的是经脉理论，至今还停留在"学说"水平上，还有很多争议，很难得到现代医学的支持和国际学术界的全面认可。争论者大至分为两派，一派认为，经脉是先贤之言，不容否定，也不能更改，其实此观念是把医学科学当作宗教去信仰，是不合时代精神的。另一派希望用现代生理学、解剖学证实经脉的存在。20 世纪 50 年代，《中医杂志》曾有人发表文章论证，足太阳脉的下肢部分就是坐骨神经，还有人说督脉是脊髓。此说只是抓住了经脉和解剖学中的部分巧合，很难作系统的论证。

笔者经过 60 余年的学习、实践、观察与思考，提出个人拙见，不希望学术界全面认可，只希望得到批评、指正期待与业界同仁共同研究。把我们的经脉和腧穴理论，从文化和科学两方面，去挖掘和整理，推向现代。

经脉和腧穴，植根于传统文化之中，因而包含了许多的传统文化内核，要破解经脉腧穴理论中的难解部分，首先得深入了解传统文化，不能脱离传统文化，用现代科学去破解。传统文化是在生活实践中产生的，自然其中就包含了诸多的很深邃的科学性。并不是先人超前得懂得现代科学，而是古人的智慧给了现代人以启示，使现代医学许多观点和古人相同。

其实经脉、腧穴理论并不难解，多是可见可触摸的组织和结构，附加了些古文化内涵，希望大家都来讨论和研究。

目　　录

第一章　经脉名称及历史

（一）经脉名称

《灵枢》："凡刺之理，经脉为始，营其所行，制其度量，内次五藏，外别六府。""经脉者，所以能决死生，处百病，调虚实，不可不通。"

（1）肺手太阴之脉。

（2）大肠手阳明之脉。

（3）胃足阳明之脉。

（4）脾足太阴之脉，

（5）心手少阴之脉。

（6）小肠手太阳之脉。

（7）膀胱足太阳之脉。

（8）肾足少阴之脉。

（9）心包手厥阴之脉。

（10）三焦手少阳之脉。

（11）胆足少阳之脉。

（12）肝足厥阴之脉。

经脉名称共分三部分：一、脏腑，二、四肢，三、六气。

脏腑。在此主要言其治疗功能，阳脉连腑，治腑病；阴脉连脏，治脏病。阳脉连腑只是种形式，在临床上意义很小，如足太阳脉连膀胱，此脉腧穴众多，大多数和膀胱无关，不能治疗膀胱病变，只有膀胱俞等少数腧穴对膀胱有一定影响，但它是局域取穴，并非循经取穴。阴脉连脏，阴脉是脏气的延伸，在临床有很重要的使用价值，很值得进一步研究。

四肢。肢者枝也，是人体在进化过程中由躯干滋生出来的枝。此处只言经脉和肢的关系，以及经脉在肢上的起止点和在肢体上的位置。其实肢体和内脏是有关系的，主要是在胚胎时期，某肢和某脏来自共同的体节，它们自然就存在现在还无法找到的连接途径。例如提睾反射，用钝头竹签由上向下轻划大腿内侧上方皮肤，能引发睾丸提升反应，但事实上在身体上根本找不到下肢和睾丸的连线。有人会说这是节段反射，那不是也证明来自一个共同的体节吗?!

六气。六气在传统医学中有多重意义，在经脉中，主要指阴阳之气各脉所含的量。太阳又称三阳，有时也称直阳。"太"和"三"皆高级形容词，极言其多也。人体外为阳，内为阴，又有背为阳腹为阴，故人体背侧面是阳中之阳，因而太阳脉覆盖侧面的全部，及四肢的最外面。少阳又称三阳，阳气的量次于太阳，或曰阳气的隆盛度不足。《素问》中有时也把阳明称三阳，少阳称三阳，此乃异说，存疑代考。爬行是人的原始姿态，笔者称之为原生态体位，此状态时躯体两侧为次级阳面，为少阳脉所覆盖。阳明又称一阳，阳气的量最少者也，原生态体位时，躯体腹面和地面平行，是体表阳气最少的面，故为阳明脉所覆盖。阴脉在内，在体腔之中，连结五脏。太阴为三阴，阴气最隆盛者也，太阴脉连脾脏，脾五行居土，有中心之意。少阴为二阴，阴气较少，连肾脏。厥阴为一阴，厥者尽也，有阴将尽之意，连肝脏。传统医学中六气的另一意义是天气，太阳——寒气、少阳——火气、阳明——燥气、太阴——湿气、少阴——热气、厥阴——风气。《素问·天元纪大论》："寒、暑、燥、湿、风、火，天之阴阳也，三阴三阳上奉之"。即是天之气，自然有了"天道"的含义，天道玄远，增加了经脉的神秘性。临床上有时把六气用作致病因素，经曰："六淫"。《内经·素问》有时也把六气和季节相结合，春季——风气、初夏——热气、盛夏——暑气、长夏——湿气、秋季——燥气、冬季——寒气。这些是经脉之外的话题。

还有一段离经脉很远，但于经脉形成关系重大的话题："阴静阳躁"，这句话出自《道德经》亦见于《素问·阴阳应象大论》。静和躁互为反意词，静止也，躁动也，阴地也，阳天也，是说地是静止不动的。天是运转不息的，这是古人直观的观察天地而造成的误解，真实的是地球在运转不息，而天空是相对静止的。汉代方士们，根据阴静阳躁说，编制了六气循环论，又和五行与干支纪年相结合，形成了整套的系统理论，因为理论的出发点是错误的，所以只能是从理论到理论，缺少实用价值。但是经脉名称经脉理论和这套系统理论是分不开的。作为临床工作者应当有条件的接受这些文化内涵，不拘拟于此内容，去伪存真，努力发掘经脉和腧穴的科学性和实用性。

（二）经脉的历史

针灸的历史是很久远的，上古针具用石块制成，称砭石，一般认为始自旧石器时代。因而针和灸技术，皆可上溯至几十万年前的仰韶文明，和"北京人"时代。《说文》："砭，以石刺病也"；《素问·异法方宜论》："其民皆黑色疏理，其病皆痈疡，其治宜砭石。"在没有金属的时代，用有尖或刃的石块，刺割排除痈疡形成的脓肿，是最好的治疗方法。刺病有两大要素，一是刺点，即腧穴；二是怎样传入脏腑，即经脉。《说文》："穴，土室也。"上古人穴居，自然会想到病邪也是穴居的。腧穴的名称，也和一个时代人的生存状况有关。上古人文座标少，腧穴也以自然座标和阴阳命名，如阳池、阳谷、合阳、阴谷、阴市等，可能是最古的腧穴名称。以石刺病工具简单，手法也简单，经脉也可能只是不成文的想法，世代相传。

黄帝，被今人认定为中华人文始祖，是一个历史阶段的标志性人物，大约生活在公元前20世纪至30世纪。传说黄帝和岐伯创立了针灸术，故称针灸为岐黄之术。《灵枢·经脉》是以黄帝和雷公对话的题式写成的，故可认定成文的经脉始自黄帝。

周朝之前，没有执业医师，医疗工作由智商高者代行，如巫师、工匠等兼之，故那时医务工作者称医工。《素问》中有上工、中工、下工之分，是对医工技能高下的认定。历史有记载的最早的执业医师，是春秋时期郑国人秦越人，史载他用针刺治愈了虢国太子的尸厥症，相当于现代的虚脱症，名噪一时，可惜并未记载是否循经取穴，无法知道春秋时期腧穴和经脉的临床应用请况。

应该肯定的是，从黄帝至秦汉，一个相当长的历史时期，经脉和腧穴应当相当成熟了，起码有简单、实用、无气数内涵的经脉和一定数量的腧穴。《灵枢·背俞》所论，亦即腧穴和脏腑的关系，实质上也涉及了经脉，它和《灵枢·经脉》在转输方式上存在巨大差异。任脉其实是妊脉生育之脉也，也和气数无关。督脉是督领诸阳脉的，也督领背部诸焦，焦者节段也，和气数无关，这些都应该是秦汉之前的经脉。

古之繁体医字，写作毉，从医、从殳、从巫。医，是存放矢的工具箱，矢和殳都是古兵器，引申为制作兵器的技术工人。巫即巫师，巫师是当时的社会上最重要的知识分子，医疗工作也多由巫师担当，巫师治病先巫后针。繁体医字，也写作醫，从医、从殳、从酉。酉，酒本字，引申为制酒师。

汉朝是个经济和文化双繁荣时代，方士的兴起，促进了文化发展，特别是医学和天文历法的发展。方士取代了巫师，成为执业医师，到东汉出现许多名医，如张机、华佗等人。因医师同时也是方士，故医师所开药单称"方子"，治病办法称"方法"，医生所戴帽子称"方巾"。现代医生所开药单仍称"处方"，是其遗风。

方士的另一贡献，就是把五行学说演进为系统理论，称"五运之数"或"气数"，和天文历法相结合，也和经脉相结合。《素问》："天度者所以制日月之行也，气数者所以纪化生之用也。""天度"指日月在天球黄道上的视运动，以28星宿为标志，一天的日行矩离为一度，日行一周为一年。"气数"就是五运之数，"纪化生之用"此处指人体内部生理变化，其中也包含了经脉。两者并述，是强调它们之间存在着共性。十二经脉切合十二建月，363腧穴切合一年365日。这是传统的天人合一论。

《灵枢·经脉》是经脉的定型作，它和干支纪年相结合，而干支纪年始自东汉建武年间，建武是光武帝刘秀的帝号，始于公元 25 年。所以定型的经脉，始自公元 25 年以后。经脉的创作附会给黄帝，一是黄帝时代已有经脉雏形，二是代圣人立言，因而增加了它的权威性，所以经历了近 2000 年，再没有修订或改进，今日所见的经脉仍为东汉原作。

《灵枢·经脉》的定型出自东汉，有旁证可参。

《经脉》的姐妹篇《经水》，有显著的时空痕迹，偏向于东汉。古以东方、南方为阳，西方、北方为阴，《经水》："海以北者为阴，湖以北者为阴中之阴"。《灵枢·海论》："经水皆注于海，海有东、西、南、北"。今之东海、南海即古之东海、南海，西海是今之青海湖，北海是俄罗斯境内之贝加尔湖。《经水》所指之海应当是西湖，海西北之湖应是居延湖，汉代时为我国西北领土，故为阴和阴中之阴的地方。西汉之前西湖和居延都是北方游牧民族居住地，汉武帝时国力空前强大，国土向西北扩展，西海和居延都得以移民开发。居延湖地区曾是大漠中的缘渊和粮仓。西汉时置居延塞，后又改居延县，为酒泉郡所辖。居延湖古有弱水注入，今称黑河，其地是今之额济纳旗（内蒙古）。东汉建安，至西海置西平郡。《经水》还说："此一隅之地也"，证明为当时国土之一隅。《灵枢》中的《经水》《海论》《经脉》，都是在这个历史背景下诞生的，西晋之后，中央政府国力衰退，再次成为北方游牧民族的栖息地。

东汉时疫病大规模流行，人口大量死亡，枣阳人张机字仲景，著《伤寒杂病论》，为控制疫情作出卓越贡献，后世论者，称其为医中亚圣。《伤寒杂病论》采用六经辨证，六经的创意，显然是从《经脉》中借用过来的。张机有方士、医师、官僚三重身份，生活在五运、六气学说的鼎盛时代，把六气引入自己的著作之中，是很自然的事。张机在事业上的成功，其近是出任长沙太守，其远是医学创作。

第二章 阴阳理念与经脉

（一）概述

《素问·阴阳应象大论》："阴阳者天地之道也，万物之纲纪，变化之父母，生杀之本始，神明之府也，治病必求之于本。"阴阳理念，在很长的历史时期，是中华民族逻辑思维的基础，传统医学离不开它，经脉理论更离不开它，所以经脉名称中就有三阴和三阳。阴阳理念是天地之大道，是传统医学之本，也是经脉之本。

（二）阴阳理念，最初是先民制作的信号

《易·系辞》："上古结绳而治，后世圣人易之以书契。"结绳而治，是人类最初用绳结制作的信号，用它表示思想意识。但绳结能表示的内容很少，用它纪事，也是个容量很小的"内存"，它最适合表述的对象是阴阳理念，一个最初被抽象，很简单的理念。一个大绳结为阳，并列两个小结为阴。天为阳、地为阴，日为阳、月为阴，昼为阳、夜为阴，男为阳、女为阴，山南为阳、山北为阴，水北为阳、水南为阴，经简单抽象，都

可以用绳结表示。上古氏族社会，群居牧猎，如要表示族人牧猎去向，卦两个绳结于高处，所谓"挂物象以示人"，见者就知道可能在山之北或水之南，换成一个大结就知道改去了山南或水北，要寻找他们就容易多了。

使用信号也是动物的本能，它们也不自觉的在使用阴阳理念。所不同的是，人类结绳信号是制作信号，是技能，动物使用的信号，是自身先天就有的器官功能，属于本能。

制作信号，是人类的智慧，从结绳而治，到现代城市大街上的交通信号灯，现代战争使用的信号弹，都是人类制作的信号。信号的发布，都是通过阴和阳理念完成的，为人类生活带来了许多的便利。特别值得一述的是现代生活不可缺少的计算机、数码音像，都在使用二进位制——1 和 0，不也是阴、阳理念吗？

结绳易之以书契，就成为书写符号，是人类的巨大进步，非智者莫能为，故圣人为之。

（三）阴阳理念从历史深处走来

上古阴阳理念，能遗存至今的只有古地名，这些地名多在黄河流域和中原地区。不知有多少这样的地名，被历史长河淹没了，却也有不少原始的居民点顽强的保留下来，成为现代大都会。

上古时代，中原大地是很荒凉的，黄河从高原奔流直下，到中原就成沼泽，伏羲氏制卦，标记出八大物象，其中就有泽，沼泽是农耕民族巨大的生存障碍。大禹治水是民族史上伟大的事件，他导积水于大陆泽，再导入渤海，使沉积了大量腐植质的土地，成为农耕民族的栖息地。古时人文座标甚少，居民点则以自然座标加阴阳而命之，洛水之北为洛阳，淮水之南为淮阴，衡山之南为衡阳，华山之北为华阴。现代仍在使用的，以阴阳理念命名的都市，都是古地名，很多来自夏朝或之前。

（四）阴阳理念的数码性

人类的初始阶段是不识数的，阴阳理念的出现，是识数的开始。阴阳理念就是每个事物都有两面性，两个面就有二的意义了。老子认为，二就是阴阳。阴阳的书写符号是：——阳，— —阴。

《易·系辞》："两仪生四象。"两个阴阳符号相叠加，可形成四个复合符号，代表四个物象，它们是：⚏木，⚎火，⚍金，⚌水。

三个阴阳符号相叠加，可生成八个复合符号，就是八卦。"卦者挂也，挂物象以示人。"八卦是：

☰乾象天。☷坤象地。☳震象雷。☶艮象山。☲离象火。☵坎象水。☱兑象泽。☴巽象风。

伏羲制卦的时代，是穴居时代，"人居禽兽之间"，物质匮乏，八个物象是人们面对的基本物象。八卦符号已经有了文字的性质。

阴阳符号再进一步叠加，每卦六爻，就成六十四复卦。给每一卦加上一段综合性的说词，就是"文王系辞"。

阴阳理念的数码性，用现代数学加以处理，即：

$2^0 = 1$，道生一。

$2^1 = 2$，阴阳就是二。

$2^2 = 4$，两仪生四象。

$2^3 = 8$，四象生八卦。

$2^6 = 64$，六十四重卦。

……

$2^{14} = 16384$。

这是 2 幂级数，其最初的五个级数都是术数，当它升到一定的级别时，就成已被抽象过的数码了。这种幂进位的级数和二进位的数码，存在着相似性。《新华字典》共收录 1100 余字，2^{14}超出了《新华字典》的容量。依此制作计算机软件，可能为汉字软件开辟新的前景。

（五）阴阳理念的哲学性

阴阳理念产生在上古时代，最初阶段是很简单、很具体的思维，随着社会生产力的提高，文化日益丰富，阴阳理念逐渐成为一种独立的思想方法。周朝初期，阴阳符号组成的八卦，附会上文化内涵，称文王系辞，其作品称《周易》，成为最早的哲学。阴阳理念是《周易》的基础，后世有许多研究，通称为《易》学。春秋时老子著《道德经》，五千余言。《道德经》42章："万物负阴而抱阳，冲气以为和"，任何事物都包含着阴和阳两个因子，它们相负相抱，而又相交冲，在交冲中达到和谐。《道德经》十一章："三十辐共一毂，当其无，有车之用；埏埴之器，当其无，有器之用；凿户牖以为室，当其无，有室之用"，这里用实例说明阴和阳共存才构成一个整体，虚是阴，实为阳。车辐的实，结合中间的空隙构成车轮，才成有用的车；制造陶器，有器的实质和中间的空虚，才成器物；凿一间窑洞为室，有门窗、墙壁之实，还需有中间空虚才成为室。阴阳理念开创了二元论哲学的先河。老子称阴阳为"二"，在"二"之前加了个"一"，"一"是他宣扬的"道"，后世的追随者称道学，学者称道士。宋代周敦颐撰太极图，直观的表述了阴阳理念的哲学内函。

　　春秋时期另一伟大的思想家孔子，五十岁研究《易》学，著十篇有重量的论文，称十翼。十翼者：上下象，上下象，上下系，文言，说卦，序卦，杂卦。成为易学的重要组成部分。他和他的学生，称儒家。儒者，人和需卦也。儒学在很大程度上，造就了中华民族的世界观、价值观、是非观。孔子被后世尊称圣人，他的学生颜回被尊为复圣，后世追随者孟轲被尊为亚圣，曾参被尊为宗圣。

易学、道学、儒学，都被今人认定为中华哲学，而阴阳理念是这些哲学的根。传统医学中的经脉和腧穴，其根也在阴阳理念之中。

现代最权威的哲学家说："矛盾存在一切事物之中，一切事物存在自始至终的矛盾运动。"《韩非子·难势》："人有卖矛与盾者，誉其盾坚，物莫能陷也，俄而又誉其矛，吾矛之利，物无不陷也。人礼之曰：以子之矛，陷子之盾，何如？其人旨能应也"。

"弗能礼"，是无法应对，因为他这样应对是错，那样应对还是错，两面都是错。后人引申为每个事或物间都有两个因子，一正一反，相对抗而又相依存。哲学家把其再引申为，这两因子在事物中动态的贯穿事物的始终，哲人把它规纳为"一分为二"，这是辩证唯物主义的核心。阴阳理念，从历史深处走来，经过千万人的使用和发展，变成了极富内涵的哲学观念。《易·系辞》："一阴一阳谓之道"，道是什么。它是事物发展的规律。《素问》："物生谓化，物极谓变""而化而变"。事物中的阴阳两分子，自生至变都存在相拮抗和相依存。这里，"生"是事物的开始，变是事物的终结。周子创制了太极图（图2－1）。一个圆形图，被S形曲线分割，变成两个面积相同，形状相同，颜色相反的蝌蚪形图案。黑者为阴，白者为阳。
它两呈动态状，相互争先，
又相互拥抱而依存。两蝌蚪
头部都有颜色相反的
"眼"，表示阴中有阳，阳
中有阴。太极图生动的直观
的阐释了"一生二"的哲
学观。

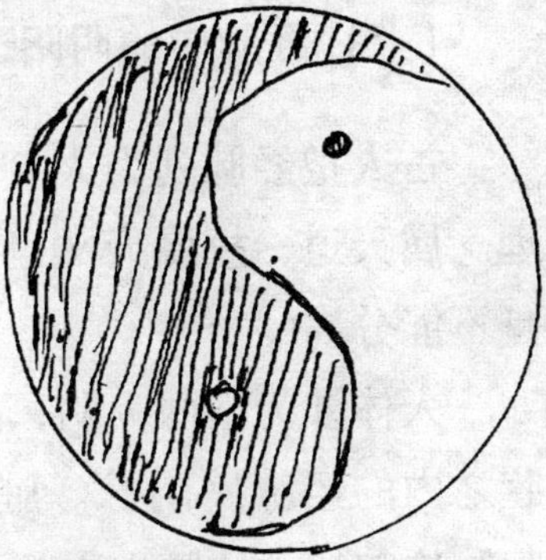

　　哲人用传统文化中的故
事，表述了现代科学的辩证

图 2-1　太极图

唯物论，也表述了古老的民族的阴阳理念的哲学理论，
可见它们之间的相似性。

（六）对称性和相对性

　　人体的对称性是普遍的，可分作两种形式，绝对对
称和相对对称。外部的五官、四肢、乳腺、甲状腺都是
绝对对称。内在的右肺三叶，左肺两叶；心脏左室、左
房大于右室、右房，肝脏右叶大于左叶，是相对对称。
相对对称是生物进化过程中逐渐形成的。经脉也是对称
的，这是适应了人体对称的需求。

　　高等动物的身体都是对称的。身体的对称是天性，
即自然属性，是阴阳的表现形式。阴阳理念的核心是相
对性，相对性造就了对称性。

（七）经脉中的阴阳理念

古人把经脉列为人事，人事者人体中之事也；阴阳理念属天道，故属天文也，天人合一，经脉和阴阳理念是不能分离的。

人体外为阳内为阴，故在体表的经脉为阳脉，在体腔之内的经脉属阴脉。脏为阴，腑为阳，故阴脉连脏，阳脉连腑。人体腰以上为天，属阳，故手十二经脉和日相参应，亦属阳；腰以下为地，属阴，足十二经脉和月相参应，亦属阴。人体左为阳，左侧的十二经脉偏向阳；右为阴，右侧的十二经脉偏向阴。

人类的早期祖先，是用四肢行走的，笔者把匍匐体位称"原生态体位"。在原生态体位状态下，背侧面受风吹、日晒、雨淋，异类的攻击等机率提高。古人称阳者卫外而为固也，背部卫外责任处至第一线，故背侧面全部被三阳脉所覆盖，三阳者太阳也。躯体两侧，卫外责任处第二线，为二阳脉所覆盖，二阳者少阳也。躯体腹面临地，几乎受不到风吹、日晒、雨淋，受异类的攻击机会也少，故为一阳脉覆盖，一阳者阳明也。阴脉连脏，五脏皆至体腔之内，所谓"藏精而起亟也"。脾五行属土，方位合中央，故脾下延之脉为三阴脉，三阴者太阴也。肾五行属水，水方位合北方，北方者阴也，故肾脏下延之脉为二阴，二阴者少阴也。肝五行属木，木方位合东方，季节会春，东方、春季阳也，此阴气将尽，阴尽阳生，故肝脉为一阴脉，一阴者厥阴也，厥阴者有阴尽之意。

《素问·阴阳离合论》：

太阳根起于至阴，结于命门，名曰阴中之阳。

（疑误应为阳中之阳）

阳明根起于厉兑，名曰阴中之阳。

少阳根起于窍阴，名曰阴中之少阳。

太阴根起于隐白，名曰阴中之阴。

少阴根起于涌泉，名曰阴中之少阴。

厥阴根起于大敦，名曰阴中之绝阴。

第三章　术数文化和经脉

关键语　十二地支合十二经脉。

（一）什么是术数

（1）术数是人类原始氏族社会时使用的数，带有原始性和神秘性的数。

（2）术数不是数码，不能形容普遍事物的量。

（3）术数是和一定的文化内容相连结的数，可以数推、运筹，而不是运算。

（4）具有民族性，是中华民族自己的数。

（5）术数有向数码转化的倾向。

天地之间，并无客观存在的数，任何数都是人类的智慧。世界上各民族都有自己的数和使用数的方法。术数是中华民族早期使用的数，易学中用阴阳爻作运筹，是运用术数的方法。人们常说："运筹帷幄，致胜千里"，这是对术数运筹结果的期望。天干和地支是二十二个术数，包含了许多的文化内涵，后世用以形容时间的长度，发展了术数的用途。干支纪年成 60 个复合术数，和经脉最后定型有非常密切的关系，标志着经脉定型的时代。

（二）神秘的一、二、三

中华民族最初使用的数是一、二、三，不表示事物的量，各有丰富的文化内涵，后世逐渐的成为量词。

上面两个大篆字，前者读一，后者读壶，其意都是太虚。最初的一，写作壹，后规范为壹，再简化为一。《说文》："壹，专一也，从壶，吉声。"《说文》："壶，昆吾，园器也，象形。"夏代制陶专家名昆吾，园器应当是古代生活用具，园形陶罐，太虚的象形。在中国，陶器使用甚早，仰韶考古就发掘出大量陶片。陶罐的形状引申为"太虚"，"太虚"是古人想象中天地未开前已经存在的巨大的混沌无物的圆形空间。春秋时老子，给"一"增加了更多的附会，把"一"称作"道"。《道德经》第39章："昔之得一者，天得一以清，地得一以宁，神得一以灵，谷得一以盈，万物得一以生，侯王得一天下贞"，神化了"一"本来的含意。

二，《说文》："二，地之数也，从偶。"地数是天数的对应，故从偶。偶，是事物的两面性，上横为天，下横为地，天和地是最大的一对阴阳。《道德经》42章：

"一生二、二生三、三生万物。"此说非老子发明，而是
更古老的传说，为老子所采用。太虚中原有混沌的，理
和气，轻清部分上浮为天，重浊部分下沉为地，天地气
交化生万物。太虚为一，天地为二，化生之万物为三。

《素问·五运行大论》：
"帝曰：地之为下否乎？
岐伯曰：地为人之下，太虚之中者也。
帝曰：冯呼？（冯，同凭，支持也）
岐伯曰：大气举之也。"

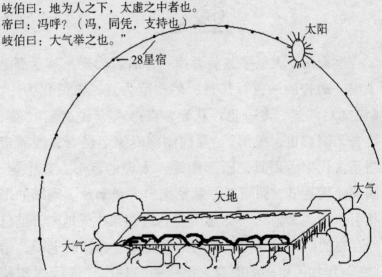

古人认识的天地示意图

三，《说文》："天地之道也，从三数"。三是讲求宇
宙和万物发生的大道，后世亦用为数辞。"三生万物"
有三成万物之意，其意三就是万物，用三形容物的量，
是万个或无限多个物。如三木为森，三人为众，三牛为
犇等。三作为术数，有延伸的趋向，三的倍数也是术

数，《素问·三部九侯》："三而成天，三而成地，三而成人，三而三之，合则为九。"《素问·六节藏象论》："天地之至数，始于一终于九焉。"《易学》中，九为老阳之数。九的倍数仍为术数，如《灵枢》《素问》各有九章81篇，《难经》有81难，《道德经》有81章，都在利用三的神秘性。古代帝王，筑坛必用九阶，宫门上的铜钉，也必九行，每行九颗，乃是用三数的神秘性，彰显其尊也。因而此类数亦广义术数也。

在经脉中有三阴三阳之脉，三有无限多之意，也是术数。另外，厥阴、少阴、太阴，也称一阴、二阴、三阴；阳明、少阳、太阳，也称一阳、二阳、三阳。都表示阴阳之气量的不同。一阴生二阴，二阴生三阴，阴极生阳；一阳生二阳，二阳生三阳，阳极复生阴，则是阴阳之间的辩证关系，其意义和术数略有不同。

（三）似有似无的数，术数0

《道德经》第一章："无，名天地之始，有，名万物之母。"第40章："天下万物生于有，有生于无。"第14章："无状之状，无物之象，是谓恍惚。"第21章："惚兮恍兮，其中有象；恍兮惚兮，其中有物。"第25章："有物混成先天地生，寂兮寥兮，独立而不改，周行而不殆，可以为天下母，吾不知其名，强字之曰道，强为之名曰大。"

　　这是有关宇宙诞生的传说，大意是："在很久很久以前，没有天也没有地，只有无声、无息、无物的空间，古人称此空间为太虚或太极，老子为之定名为"道""大"或"一"。但是太虚中有"气"，后来"气"的轻清者上浮为天，重浊者下沉为地，天地气交而化生人类，也化生了万物。但是太虚中的"气"，本来无声、无臭、无物，本来是"无"，怎么变成了"有"呢？老子没有说清，后人坚持此论，却也说不清楚。清代乾隆年间出版的《医宗金鉴》："无极太虚气中理，太极太虚理中气，乘气功静生阴阳，阴阳之分为天地，未有天地气生形，已有天地形寓气，从形究气曰阴阳，即气观理曰太极"。还有一段诠解；"太者极，其致大之谓也，虚者空虚，无物之谓也，盖极太极虚无声无臭之中，具有极太极至之理气焉……"。

　　真是逾说叫人逾糊涂，"气"不是空气更不是气态的物质，它无声、无臭、无物，当然就是无了，理又是何物？大概也是无吧，然而既是无又何能有轻清和重浊之质量呢？再者空间是盛物的器，没有空间，物即无法存在，没物空间就无须存在，绝对无物的空间是不成立的。现代人认为，没有物就没有宇宙，称作"闭合"。闭合是什么？闭合什么都不是，什么都没有，没有时间，没有空间，没有物质，是数学零。老子的"无"是医古圣人理念，是"道"，有时间、有空间、有准物质

（即宋代周子和朱子所谓的理和气），故称之为术数零。问题的焦点是：无转化为有是无理的。

笔者把无转化为有，定义为术数0。

其实"无中生有"，是客观存在的，现代科学从广义相对论出发，给出了一个现代版的"创世纪"说。宇宙是在137亿年前在爆炸中诞生的，或者是爆裂产生了物质和反物质，有了物质，才有了空间。没有空间，物质是无法存在的，没有物质，空间也无需存在。绝对的无就是"闭合"。对"闭合"和"爆裂"，我们也权称之为术数0，现代版"创世纪"说，和老子说存在相似性，都符合中国传统的阴阳理念。

（四）河图　洛书

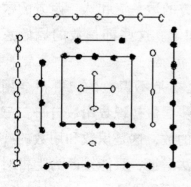

《易传》：河图八卦，伏羲氏王天下，龙马出河，遂则其文，画八卦，谓之河图。

图3-1　河图

河图和洛书是两个术数组合，《易·系辞》："河出图、洛出书，圣人则之。"河图出自黄河，洛书出自洛水，圣贤把其作行为准则。

何为河图？《易传》："河图八卦，伏羲氏王天下，龙马出河，遂则其文以书八卦，谓之河图。"在伏羲氏执政的时代，龙马从黄河跃出，献出河图，伏羲氏按河图文义，制定了八卦。河图中有那些内容呢？《易·系辞》："天一生水于北，地二生火于南，天三生木于东，地四生金于西，天五生土于中，阳无耦，地无配，未得相成。地六成水于北，与天一并，天七成火于南与地二并，地八成木于东，与天三并，天九成金于西，于地四并，地十成土与中，与天五并。"奇数为天数，偶数为地数。一至五为生数，六至十为成数。北方的数是一和六，南方的数是二和七，东方的数是三和八，西方的数是四和九，中央的数是五和十。这些都是数的原始意义，故为术数。

河图产生的时代：人之初是不识数的，更不会用数，识数和用数是人类的进步。最初识数用数自一二三开始，河图中出现了 1～10 的数，这是识数和用数的一次飞跃。河图何时诞生，无法考证，只能推断为上古时代，后来附会给母亲河——黄河和伏羲氏。

河图有那些内涵：1. 天数和地数，阳数和阴数，天数即阳数，地数是阴数，天地、阴阳之数用符号表示，

天数阳数为〇，地数阴数为●。伏羲制封，〇改为
——，●改为 − −，即阳爻和阴爻。三爻组成的卦，
$\alpha^3 = 8$，为八卦，$\alpha^6 = 64$，成六十四卦，故河图中符号
〇和●是"伏羲制卦"的原始材料。2. 数和方位：一
和六在北方居水，二和七在南方为火，三和八在东方为
木，四和九在西方为金，五和十在中央为土，这是五行
学说最初的形。3. 生数和成数，一至五为生数，六至十
为成数。生议为发生，成议为成熟，《素问》："物生为
化，物极为变"，包含了事物发展规律的哲理。

　　河图是复合术数，其中有十个数，但它不表示任何
事物的量，而包涵着中华文化的许多内容。

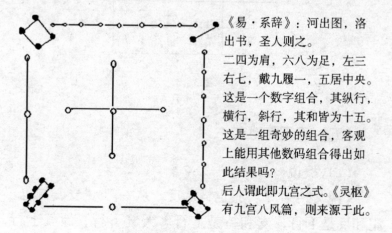

《易·系辞》：河出图，洛
出书，圣人则之。
二四为肩，六八为足，左三
右七，戴九履一，五居中央。
这是一个数字组合，其纵行，
横行，斜行，其和皆为十五。
这是一组奇妙的组合，客观
上能用其他数码组合得出如
此结果吗？
后人谓此即九宫之式。《灵枢》
有九宫八风篇，则来源于此。

图 3−2　洛书

洛书，传说大禹治水时，神龟自洛水出，献洛书。另一说，洛书是九宫的改制。洛书是用一至九九个术数组成的图，"二四为肩，六八为足，左三右七，戴九履一，五居中央"（图3-3）。洛书本是术数组合，然而却为现代数学留下一个难解之迷。图中九个数占据九个格，竖向、横向、斜向，三数之和皆为15，这是偶然的吗？能否寻找出另外一组数，填入九宫格中，得出类似的结果？

《灵枢·九宫八风》，提出了各种风向对人体的影响，是把术数转向临床应用。

4	9	2
3	5	7
8	1	6

图3-3

（五）天干与地支

（1）概说

《说文》："干，犯也，从反，从一。""支，持也。"犯和反是下行，支和持是上行。天气下行，地气上行，就是天地气交。《素问·六微旨大论》："天气下降，气流于地，地气上升，气腾于天，故高下相召，升降相因，而变作矣。"《素问·天元纪大论》："在天为气，在地成形，形气相感，而化生万物矣。"天和地是人类生存的大环境，最为古人所崇敬。伏羲氏制卦，第一卦是乾，第二卦是坤，就是天和地。《素问·至真要大论》："天地之大纪，人神通应也。"宋邵雍撰《皇极经世》："十干、天也，十二支、地也，干支配天地之用也。"天干、地支是计量天地的数，天地的大数是天地运转形成的数，在人类头脑中是时间观念。干支相合是量度时间的尺度，纪时、纪日、纪月、纪年，是量度各种批量时间长度的数。它在使用中被抽象化了，因而虽是术数却有了数码的某些性质。

天干地支的起源，传说为天皇氏所创。天皇者，上古三皇之一。甲骨文中就有天干、地支的刻划符号，商代王者多以天干命名，如仲丁、祖乙、盘庚、武乙、受辛等，用意明显，干者天也，其为君王本出天意。传说黄帝将干支相配用以纪日，是干支复合术数用以纪时间的开始。用以纪时、纪月、纪年，始自东汉刘秀称帝之后，是干支纪时间的扩大化。

（2）十天干的含义

甲，《说文》："东方之孟，阳气萌动，从木，戴孚甲之象，一曰人头空为甲，甲象人头。"甲和五行类比属木、东方、春季。甲为早春，也称孟春，阳气开始萌动。甲有保护人体之意，如古兵家之甲胄，是护卫身体的，故曰戴孚甲之象。甲字是神龟的象形，田是龟之背甲，下延的丨是龟尾。另一说法，甲象人头，或头骨。

乙，《说文》："象春，草木冤曲而出，阴气尚疆，其出乙，乙也与丨同意，承甲，象人颈。"乙，五行属性也是木，类比为春，是晚春，草木弯曲着从土中钻出，此时阴气还占相当的位置，故草木出土时是弯曲的。冤，同弯，弯曲也，乙和直的丨，都指草木之根，故乙同丨。乙象征人体颈部，承接着甲所象之头部。

丙，《说文》："位南方，万物成炳，然阴气初起，阳气将亏，从一入冂。一者阳也。丙承乙，象人肩。"丙的五行属性为火，类比夏季、南方，为初夏。炳，明也，草木茂盛之义。此时阴气已经初起，阳气虽盛，已经快要亏了。丙上一横是阳，入进冂内，有隐藏之义，也阳气将亏之意。丙，象人体肩部。

丁《说文》："丁，夏时，万物皆丁实，象形，丁承丙，象人心。"丁也属火，类比南方、夏季，万物繁茂为盛夏。象人心脏。

戊，《说文》："中宫也，象六甲五龙相拘绞也，戊承丁，象人胁。"戊的五行属性为土，类比中央，中宫也指皇后，六甲者孕也，皇后孕，必怀龙子，故五龙拘绞也。象人胁。

己，《说文》："中宫也，象万物辟藏诎形也。己，承戊象人腹。"己，五行属性也是土，故曰中宫，类比方位中央。诎者屈也，辟同僻，象万物弯屈着藏于偏僻处。象人体腹部。

庚，《说文》："位西方，象秋时万物庚，有实也，庚承己象人脐。"庚的五行属性为金，类比西方和秋季，秋乃收割之季，故有实也。象人体的脐部。

辛，《说文》："秋时万物成而孰，金刚味辛，辛痛即泣出，从一，从辛。辛罪也。辛承庚象人股。"辛之五行属性也为金，类比西方、秋季、辛味。金刚指金刚石，引申为一种坚硬的食物。味辛，辣也，食辣则泪出。辛有罪的含义。象人体股部。

壬，《说文》："位北方也，阴极阳生，故易曰：'龙战于野'战者接也。象人裹妊之形，承亥。壬以子生之叙也，与巫同意。象人胫，胫任体也。"战者接也，指交媾。壬是交媾、孕育、分娩之事，经脉中任脉也此意。象人体胫部，人体承重者。

癸《说文》："冬时水土平，可揆度也，象水从四方流入地中之形。癸承壬象人足。"癸五行属性为水，类比冬季、北方。象形水从四方流向中央的土。揆度者，度量也，冬季冰冻土封，可以度量了。象人足，承接胫下。

（3）12 地支

子，《说文》："十一月阳气动万物滋，人以为称，象形。"子代表的时间是 11 月，中原地区，阳气已经萌动，万物开始苏醒。称者，扬也，象人精神奋发昂扬貌。

丑,《说文》:"丑,纽也,十二月,万物动用事,象手之形,时加丑,亦举手时也。"纽,系也,结可解也,意为举手解结也。丑的篆书象手之形,言斗建十二月,阳气已动,春天将至,人忙于用手之时。

寅,《说文》:"髌也,正月阳气动,去黄泉欲上出,阴尚缰,象宀,不达髌寅于下也。"寅者斗建正月,俗曰:"斗柄指东,天下皆春。"一月阳气自黄泉上升,但气侯尚寒,土地仍然封冻,阳气欲出而被宀阻隔,故斥也。

卯,《说文》:"卯,冒也,二月万物冒地而出,象开门之形,故二月为天门。"二月者,仲春也,阴气退尽,阳气冒地而出。卯象两扇门,二月下半月,日在奎、壁之间,天之门户也。黄道零度春分也。

辰,《说文》:"辰,震也,三月阳气动,雷电振民,农时也,物皆生。从乙匕,象芒达,厂声也。辰房星天时也,从二,二古文上字。"三月季春也,农忙之时。乙,草木曲卷萌出之貌。匕,化也,生也。芒达者,有芒作物萌出地面也。三月阳气盛,雷声振震,振民也。厂声,徐锴曰:"非声,象物之初也"。"房星",28 宿之一,三月日在房星附近,故房星天时也。

巳,《说文》:"巳也四月,阳气巳出,阴气巳藏,万物见成文章,故巳为蛇象形。"巳,蛇象也。古代巳时听政,称旦政。

午，《说文》："牾也，五月阴气午逆，阳冒地而出，此与矢同意。"五月阴气尚存，但阳气如箭从地下射出。

未，《说文》："未，味也。六月。滋味也。五行木老于未，象木重枝叶也。"未六月，象树木枝叶重重。

申，《说文》："申，神也，七月阴气成体，自申束，从臼自持也，吏以铺时听事，申旦政也。"臼，两手相叉也，故曰自持。七月者孟秋也，古以秋冬属阴，故七月阴气成体。自申束，束缚也。秦汉时期，官吏申时听政，亦曰旦政。

酉，《说文》："酉，就也。八月黍成，可以为酎酒，象古文酉之形。"酉，酒本字，八月仲秋黍成熟，可以酿酒。就，造也，此处指造酒。酎，复酿酒也。古人以黍米酿酒，今人谓之黄酒。酉秋分也，万物入，为地户，或为秋门，日在黄道180度。

戌，《说文》："戌，灭也，九月阳气微，万物毕成，阳下入地。五行土，生于戌，盛于戌，从戌含一。"时至九月，节令寒露、霜降，阳气入地，万物凋零，故灭也。

亥，《说文》："亥，十月微阳起接盛阴，从二。二古文上字，一人男一人女也，从乙，象怀子咳咳之形。春秋传曰：亥有二首六身。"咳咳之形，小儿笑态也。二首六身，亦怀孕貌。亥豕也，亥之物象猪也。

十二地支，配十二物象，子鼠、丑牛、寅虎、卯兔、辰龙、巳蛇、午马、未羊、申猴、酉鸡、戌狗、亥猪。华夏子民，根椐其出生年支，各自获得一个物象，称属相。十二地支合十二建月，是天文历，每月日行 30 度，二月春分黄道 0 度，为天阴，八月秋分 180 度为地户。十二地支合十二经脉。

（4）天干地支相结合

干支合，成为复合术数，用以纪时、纪日、纪月、纪年。形容各种批量时间的长度（如一秒、一日、一年，都是批量时间）。

一个人出生的时、日、月、年的天干和地支，共八个字，称生辰八字。古人认为，八字中含有个人未来的生活规迹的某些暗示，破解这些暗示称"掰八字"。这是个陋俗，一个家庭或一个村落的人，同八字之人概率甚少，但一县一省中同八字者会很多，由于遗传基因不同，生活环境不同，受教育机会不同等生活规迹也不会相同。

第四章　五运之数与经脉

（一）五运之数及其时代

《四库提要叙·术数类》："术数之兴，多在秦汉以后，要其首，不出乎阴阳五行，生克制化，实皆易之派，传以杂说耳。"此言对五行学说颇有贬意，但又确认了两个事实：①确认了术数兴起的时代，②确认它是易学的支派。两汉是经济和文化都很发达的时代，特别是术数文化，东汉时达到巅峰。

术数，可分为广义术数和狭义术数，五运之数是后者。五运之数是五行学说的发展，根在阴阳理念中，故为易学之派。易学是预测学，五运之数亦有预测的一面。五运之数和天文、地理、人事、医学相结合，形式上好像很玄妙难懂，其实是一种很简单，很公式化的思想方法。五行学说的根甚是深远，传说伏羲氏王天下，龙马出河，而有河图，河图中已有五行，《易·系辞》："两仪生四象"，此四象是木、火、金、水，与方位类比即东、南、西、北，加中央的土就成五行了。五行之初在上古，兴在东汉。

五行学说的基本思想，是木、火、土、金、水五种物质，存在简单的辨证关系——相生和相克。木生火，火生土，土生金，金生水，水生木，循环不息。金克木，木克土，土克水，水克火，火克金，也循环不息。这种关系称生克制化。把世间万事万物都规纳到这五个物象之下，实施生克制化，就是五运之数。用术语解说，五行气化流转就是五运。所谓气化流转，就是把五行纳入逻辑思维之中，在逻辑思维中实现其延伸与扩展。《素问》称此演进过程为"数推"。五运之数，到汉代成为时兴的思想方法，被后世称为"本体论哲学"。也广泛应用在传统医学之中。对经脉理论的形成，起到极重要的作用。

两汉时期，文化繁荣，自然科学也得以发展，天文历法、传统医学并兴。五运之数自然的渗入到自然科学之中。《素问》："天度者制日月之行也，气数者，纪生化之用也。"此处之"度数""气数"，皆指五运之数。两汉时因经济发展，士族阶层分化出大量的方士，从事五运之数、天文历法和传统医学研究。天文方面有张衡发明浑天仪，方士们利用浑天仪，观测太阳在天球黄道上的视运动，黄道以28星宿标记度数称"天度"，故曰："天度者制日月之行也"。《素问·六微旨大论》，所载的一年的周期，为365天又25刻，已经接近现代天文台测定的数据。东汉医学得到空前的发展成为独立的学科，彻底的实行医、巫分立，《素问·五脏别论》："拘于鬼神者，不可与言至德，恶于针石者，不可与言至巧"。

五运之数，作为思想方法，应用于医学之中，是有缺陷的。人类的智慧是非常丰富的，具有无限性，将其植入机械的五行的框架之内，会限制医生的临床思维。但是其中也蕴含有诸多的自然性和客观性。《素问·五常政大论》："敷和之纪，木德周行，阳舒阴布，五化宣平，其气端，其性随，其用曲直，其化生荣，其类草木，其政发散，其候温和，其令风，其脏肝"。五行中的"木"，参应东方和春季，气候温和多风，万物发生，草木茂盛，其气端丽。各种事物看似不相关连，旦其中存在着诸多共性，因而存在着可抽象性。

（二）六气和经脉

经脉中的六气，是从天气之"六气"引入的。"天气"古今意义不同，古之天气一词内含"天道"之义，今"天气"则指气候。天之六气和地之五行相对应，（图 4－2）。经脉之六气和腧穴相对应。

《素问·天元纪大论》："在天为风，在地为木；在天为热，在地为火；在天为湿，在地为土；在天为燥，在地为金；在天为寒，在地为水。"

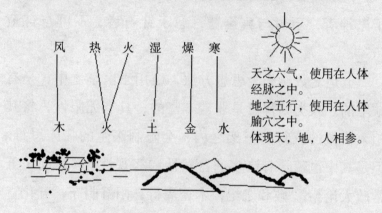

风　热　火　湿　燥　寒

木　火　土　金　水

天之六气，使用在人体经脉之中。
地之五行，使用在人体腧穴之中。
体现天，地，人相参。

图 4－2　天之六气与地之五行

经脉中的六气：

足太阳——至阴（金）、通谷（水）、束骨（木）、昆仑（火）、委中（土）。

足少阴——窍阴（金）、侠溪（水）、临泣（木）、阳辅（火）、阳陵泉（土）。

足阳明——厉兑（金）、内庭（水）、陷谷（木）、解溪（火）、三里（土）。

足太阴——隐白（木）、大都（火）、太白（土）、商丘（金）、阴陵泉（水）。

足少阴——涌泉（木）、然谷（火）、太溪（土）、复溜（金）、阴谷（水）。

足厥阴——大敦（木）、行间（火）、太冲（土）、中封（金）、曲泉（水）。

经脉中的六气另一意义是气数，六气和天度相类比，和天干地支、12 建月、24 节气相匹配，经数推而生变数，如"天符""岁会"等，此已属预测术范畴，和医学临床无大关系，不再过多陈述。

（三）天人合一、中华民族的信念

《素问·离合真邪论》："夫圣人之起度数，必应于天地，故天有宿度，地有经水，人有经脉"。这是天、地、人之间的类比。指出天文地理人事之间存在共性。"宿度"属天文（宿音秀），宿指天球黄道附近的 28 星宿，是黄道度数的标志星宿。据《淮南子·天文》注，28 宿为："东方苍龙七宿，角、亢、氐、房、心、尾、箕；北方玄武七宿，斗、牛、女、虚、危、室、壁；西方白虎七宿，奎、娄、胃、昴、毕、觜、参；南方朱雀七宿，井、鬼、柳、星、张、翼、轸"。"经水"属地理，椐《灵枢·经水》，12 经水为：①清水②渭水③海水（西海、今之青海湖）④湖水（居延湖）⑤汝水⑥渑水⑦淮水⑧漯水⑨江水（长江）⑩河水（黄河）⑪济水（今黄河下游）⑫漳水。汉代中国中心疆域 12 大水系。"经脉"属人事，椐《灵枢·经脉》，12 经脉为：肺手太阴之脉，大肠手阳明之脉，胃足阳明之脉，脾足太阴之脉，心手少阴之脉，小肠手太阳之脉，膀胱足太阳之脉，肾足少阴之脉，心主手厥阴之脉，三焦手少阳之脉，胆足少阳之脉，肝足厥阴之脉。这是从天文、地理、人事中抽象出的共性，共性的类比，构成天地人合一的前体论据。

古人把天宿度，地之经水，人体之经脉相对应，是想说明三者存在共性，故天（地）人是合一的。

古代的天文，主要内容是观测日月之行而编制的历法。日月之行的依据天球黄道上面的 28 星宿。28 星宿本属不同的星座，距太阳系的距离各不相同，从数光年至数百光年不等，但是从太阳系为中心，向四周瞭望，它们分布在周围，而且在一个平面上，把它们连起来，划一个圆，就是天球黄道。古天文学家把它们分为：东方苍龙七宿、北方玄武七宿、西方白虎七宿、南方朱雀七宿，四种动物代表四个方位。以太阳系为中心，把黄

道划为 360 度，太阳至黄道运行，"日行一度"，月也在
黄道上运行，"月行十三度而有奇"。日行一周为一年，
月行一周为一月。春分节太阳至黄道零度，称在天门，
秋分节太阳运行到 180 度，古称地户。客观上太阳是恒
星，地球绕太阳公转，但古人直观的观测自然现象，得
到结论是："阴静阳躁"，地是静止的，天在运转。现代
天文学把太阳至黄道运转称：太阳的视运动。（图4-3）

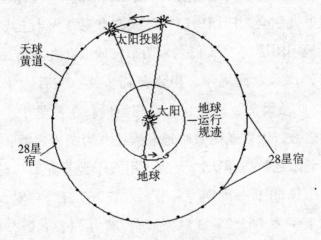

图4-3 太阳视运动示意图

太阳的视运动是地球公转形成的，故古人的天度和
现代天文学的数据是相同的。《素问》的日行周期为
365.25 日，现代天文学测知地球公转的周期为 365 日又
4 小时 48 分 46 秒，差距是古人用的仪器浑天仪等，和

现代用的仪器精密度不同。

地理所指是《灵枢·经水》中的十二大水系，是一个时代的中心疆域。

人事指人体之事，上文明指人位的 12 经脉。

天文历法有 12 月，地理有 12 经水，人事有 12 经脉也是三者的共性。天人合一本此。

《素问·六节藏象论》："天以六六之节，以成一岁；人以九九制会，□□□□，计人亦有三百六十五节，以为天地□□□。""天以六六为节，地以九九制会，天有十日，日六竟而周甲，甲六复而岁终，三百六十日法也"。此乃天文、地理、人事相类同。在易学中，六为老阴之数，天以老阴数临地和人；九为老阳之数，地和人以老阳之数以承天。天文，用天干地支纪日、纪年，干支纪日 60 日一周期为一节，六节 360 日为一岁，（但客观上一岁 365.25 日）。地理，有九州、九野，九州者：冀州、兖州、青州、徐州、杨州、荆州、予州、梁州、雍州乃汉代中心领土；九野者：郊、甸、牧、林、坰、野等。人事有九窍、九藏，九窍者：上窍七下窍二；九藏者形藏四：头角、口齿、耳目、胸中也，神藏五：心藏神、肺藏魄、脾藏意、肝藏魂、肾藏志也。此乃天、地、人相通应、相类同也。

六和九是易学中用蓍草运筹而得到的数。六是老阴之数，符号用 – – 表示，称阴爻。九为老阳之数，用符号——表示，称阳爻。三爻并就成八卦之一卦，六爻并就成六十四卦之一卦。六和九为数，颇有天意。"天以六六之节，以成一岁"，$60 \times 6 = 360$，一年也。人也有 365 个关节和 365 腧穴。地有九州，人有九窍，从数字看，天地人也存在共性。亦支持天人合一说。

（四）经脉和干支纪年

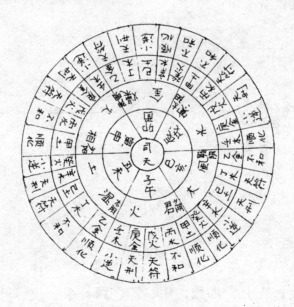

图 4 - 4

　　本图摘自《医宗金鉴》，它最简明的显示了干支纪年 60 年为一周期，并讲述其中气数及变数。60 年分作六组，称之六期。每期两地支，各对应五天干，共十年。古人称"阴静阳躁"，阴者地也，静而守位，图中每期中的五天干及其对应的五行称中运。阳者天也，运转不息，指十二地支对应之六气，每岁有一气在天位，称"司天"。(图 4 – 5)

　　"阴静阳躁"，六气是天气，每年顺时针方面移动一个位置。

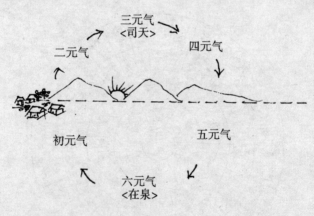

图 4 – 5

　　天干是十个术数，甲、乙、丙、丁、戊、己、庚、辛、壬、癸。地支是十二个术数，子、丑、寅、卯、辰、巳、午、未、申、酉、戌、亥。干支配组合成 60

个复合术数，用于纪载时间的量。干支纪日由来已久，传说始自黄帝时代，用来纪年、纪月、纪时，始自东汉建武年。

干支纪年表

甲子	乙丑	丙寅	丁卯	戊辰	己巳	庚午	辛未	壬申	癸酉	甲戌	乙亥
丙子	丁丑	戊寅	己卯	庚辰	辛巳	壬午	癸未	甲申	乙酉	丙戌	丁亥
戊子	己丑	庚寅	辛卯	壬辰	癸巳	甲午	乙未	丙申	丁酉	戊戌	己亥
庚子	辛丑	壬寅	癸卯	甲辰	乙巳	丙午	丁未	戊申	己酉	庚戌	辛亥
壬子	癸丑	甲寅	乙卯	丙辰	丁巳	戊午	己未	庚申	辛酉	壬戌	癸亥

图4-4的内涵是什么？

（1）司天之气和十二地支相配伍，（图4-6）

子午年——司天之气，少阴（君火）。

丑未年——司天之气，太阴（湿土）。

寅申年——司天之气，少阳（相火）。

卯酉年——司天之气，阳明（燥金）。

辰戌年——司天之气，太阳（寒水）。

巳亥年——司天之气，厥阴（风木）。

甲子	乙丑	丙寅	丁卯	戊辰	已巳	庚午	辛未	壬申	癸酉	甲戌	乙亥
丙子	丁丑	戊寅	已卯	庚辰	辛巳	壬午	癸未	甲申	乙酉	丙戌	丁亥
戊子	已丑	庚寅	辛卯	壬辰	癸巳	甲午	乙未	丙申	丁酉	戊戌	已亥
庚子	辛丑	壬寅	癸卯	甲辰	乙巳	丙午	丁未	戊申	乙酉	庚戌	辛亥
壬子	癸丑	甲寅	乙卯	丙辰	丁巳	戊午	已未	庚申	辛酉	壬戌	癸亥

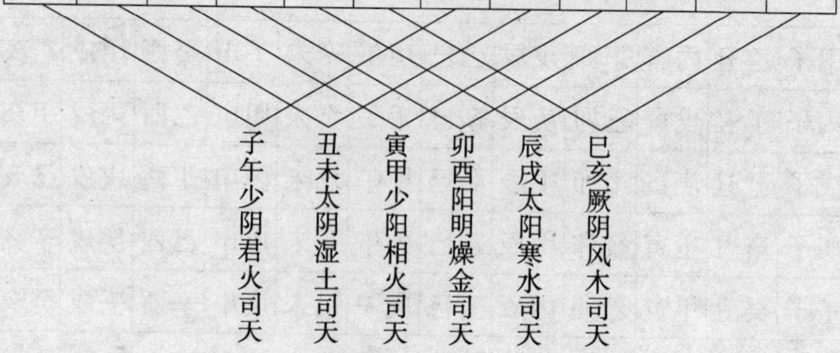

子午少阴君火司天
丑未太阴湿土司天
寅甲少阳相火司天
卯酉阳明燥金司天
辰戌太阳寒水司天
巳亥厥阴风木司天

图4-6 司天之气与干支纪年的关系

（2）五运和十天干相配伍，（图4-7）

甲巳之年——土运统之。

乙庚之年——金运统之。

丙辛之年——水运统之。

丁壬之年——木运统之。

戊癸之年——火运统之。

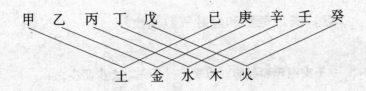

图4－7　五运和十天干配伍关系

（3）司天之气和五运（也称中运）相遇而产生变数。以子午一组为例：

子午年，少阴气在司天位，少阴气为火气。

遇中运甲土，司天火气，生中运土，变数为顺化。

遇中运丙火，司天气火被中运水克，下克上变数不和。

遇中运戊火，司天气和中运同气化，变数为天符。

遇中运庚金，司天气火，克中运金，变数为天刑。

遇中运壬木，司天气火，被中运木生，变数为小逆。

其他各组生克制化相同。顺化、不和、天符、天弄、小逆，是生克制化产生的谶语。地支和天气的配伍，天干和五行的配伍，皆见于《素问》各大论之中，其内容有科学根据吗？笔者只研究气数和经脉的关系，不考证它的科学性。至于谶语，答是否定的。可举一例，甲午年谶语是顺化，顺化者吉也，然而甲午年申日"甲午海战"，清政府惨败，可谓大凶之年。

（五）天地气数和经脉气数相比较

干支纪年和经脉对照表一（子午之上少阴主之）

少阴主之年，共十年			手足少阴脉，共十穴		
甲子	土运	顺化	少冲穴	木气	井
丙子	水运	不和	少府穴	火气	荥
戊子	火运	天符	神门穴	土气	经
庚子	金运	天刑	灵道穴	金气	输
壬子	木运	小逆	少海穴	水气	合
甲午	土运	顺化	涌泉穴	木气	井
丙午	水运	不和	然谷穴	火气	荥
戊午	火运	天符	太溪穴	土气	经
庚午	金运	天刑	复溜穴	金气	输
壬午	木运	小逆	阴谷穴	水气	合

干支纪年和经脉对照表二（丑未之上太阴主之）

太阴主之年，共十年			手足太阴脉，共十穴		
乙丑	金运	顺化	少商穴	木气	井
丁丑	木运	不和	鱼际穴	火气	荥
已丑	土运	天符	太渊穴	土气	经
辛丑	水运	天刑	经渠穴	金气	输
癸丑	火运	小逆	尺泽穴	水气	合
乙未	金运	顺化	隐白穴	木气	井
丁未	木运	不和	大都穴	火气	荥
已未	土运	天符	太白穴	土气	经
辛未	水运	天刑	商丘穴	金气	输
癸未	火运	小逆	阴陵泉	水气	合

　　《素问》："寅申之上，少阳主之"，和手足少阳脉相切合。"卯酉之上，阳明主之"，和手足阳明脉相切合。"辰戌之上太阳主之"，和手足太阳脉相切合。"已巳之上，厥阴主之"，和手足厥阴脉相切合。依上法可以把干支所纪的 60 年，和十二经脉 60 腧穴完全对应。所不同的是，纪年之五运，依次相克，体现国家管理职能，以上制下。经脉腧穴的五运之气，依次相生，体现医工仁者之心，生生不息。

　　经脉配用六气的创意，来自汉代方士五运六气和干支纪年相配伍的逻辑思维。

第五章　经脉的本质

关键语：阳脉是体表经脉，由阳面抽象为线，不存在解剖结构，阳脉连腑是五运之数的"安排"，无临床意义。四肢阳脉，悬四肢阳面。

阴脉在体腔之内，是脏气的延伸，之间可能存在隐性通路，有待深入研究。阴脉延伸于四肢，处四肢阴面。

（一）手足三阳脉

（1）手足太阳脉

《灵枢·经脉》："膀胱足太阳之脉，起于目内眦，上额交巅；其支者从巅至耳上角；其直者，从巅入络脑，还出别下项，循肩髆内，挟脊抵腰中，入循膂，络肾属膀胱；其支者，从腰中下挟脊贯臀，入腘中；其支者，从髆内左右，别下贯胂，挟脊内，过髀枢，循髀外从后廉，下合腘中，以下贯踹内，出外踝之后，循京骨，至小指外侧"。"太"是大之最，太阳脉是阳脉之最。"阳者卫外而为固也"，太阳脉处在人体卫外最重要的位置，此位置受日晒、风吹、雨淋最多之处，受异类攻击概率也最高。人体在直立体位时，腹侧和背侧是相同的，但古人确认"背为阳，腹为阴"，因此可知，古人使用的体位，是匍匐体位，四肢触地，头仰起前视，这是动物祖先时的生活体位，笔者为之命名为"原生态体位"。古人从实践出发，认识非常客观，和现代生物学及达尔文进化论不谋而合。

　　"诸阳皆会于面"，人体各阳脉都会集于面部，因面部是人体最前端，督脉起于鼻，鼻是嗅神经终末端，属第一对脑神经，是人体第一节段，太阳脉起目内眦，目是视神经终末端，为第二对脑神经，人体第二节段。阳脉是从人体生物纵轴前端鼻和目向后延伸的，终端是尾椎，四肢是其延伸。人体清阳之气存在自前向后的渐弱性，也存在自前向后的输导性。

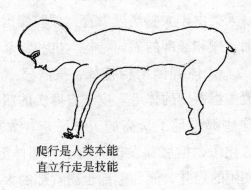

爬行是人类本能
直立行走是技能

图5-1　人体原生态体位及背部太阳脉

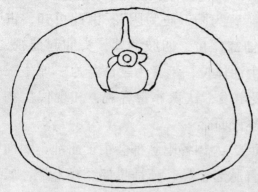

人体外为阳内为阴，背为阳腹为阴。阳者卫外而为固也。所以背面为阳中之阳，在原生态体位时，是卫外最重要的盾甲，故全部由三阳脉所覆盖。此图显示背部有较多的骨骼、肌肉，构成卫外的屏障。

图5-2　人体上腹部横断面示意图

足太阳脉从目内眦始，向后经颜、额、颅顶、项、背、腰、骶，下肢后侧，止于小趾端。古人称眉目之间曰颜，颜后为额，颜和额本来也属人体背侧，是动物本来的属性，人类由于大脑高度发育，颅腔膨出，才使它们转到腹面，颜和额部的表面结构，也和背部的表面结构是相似的。人体背侧结构特征，皮肤坚厚，不易移动，表面覆盖粗而韧的体毛，皮下有厚实的肌肉，较多的骨骼，这些都满足了最高的卫外需求。人类由于着衣，体毛退化了，但眉和发仍保留了背部体毛的原样。传统兽医使用的经脉，颜和额部也属背部的太阳脉，兽体和人体的太阳脉相似。

足太阳脉在背部是四条纵线，加督脉为五纵线，此五线是从背为阳中之阳的面，抽象为线的，它所代表的，仍然是阳中之阳的面。背部经脉的线为腧穴定位提供了依据，并不存在特定的解剖结构。临床上背部取穴，主要是按节段的局域性取穴，循经取穴常得不到预期效果。

在动物界中，也有背部显示五纵线的个例，如雏鸡背部绒毛的色彩，完整的显示了这五纵线，和人体背部太阳脉分布相同，当其更换为羽毛之后，色彩分散，五纵线就消失了。令人深思的是，鸟纲动物的绒毛和羽毛的色彩，都是皮肤的色素细胞形成的，这些色素细胞在发育过程中是可移动的吗？人类的皮肤、皮下组织的细胞，在发育过程中，是否也存在可移动性？和针刺效应的"转输流注"有关吗？

足太阳经所覆盖的区域，另一非常重要的生物学特征是节段性，椎骨、肋骨、肌肉、神经等都明显的分节，因而此处腧穴也有分节性。比较各门、各纲动物系列，似乎可以作出结论，人体背部节段性，是生物进化过埕中遗存的古老现象，生命发生最初阶段从生命的联合，过渡到联合的生命，最终形成统一的生命体。因而人体和高等动物体，都保留了节段的相对独立性。早在秦汉之前，我国传统医学已认识了这一现象，体现在足太阳经背部腧穴的命名中。如心藏神，心俞、神道、神堂同在一个平面上。

《灵枢·经脉》:"小肠手太阳之脉,起于小指之端,循手外侧上腕,出踝中,直上循臂骨下廉,出肘内侧两筋之间,上循臑外后廉,出肩解,绕肩胛,交肩上,入缺盆络心,循咽下膈,抵胃属小肠;其支者,从缺盆循颈上颊,至目锐眦,却入耳中;其支者,别颊上颐抵鼻,至目内眦,斜络于颧"。手太阳脉,始自手小指端,向中走行于前臂尺侧,上臂外侧,肩胛部,颈部,颊部,面部,会足太阳脉于睛明穴。手太阳脉的起点和足太阳脉的终点,解剖位置是相似的,是小指、趾尖端,原生态体位状态下,四肢触地,拇指在内侧,尺骨由内侧转向外侧,手太阳脉全部处在暴露最充分的位置。足太阳脉的起点和手太阳脉的终点是同一点,睛明穴。手足太阳脉是一个体系,都处在"卫外"最重要位置。其特征是处在外中之外。

手太阳脉"属小肠",小肠与心脏为表里,这样的设置,出于五运之数,数推的需要,不具临床意义,但是在临床上,手太阳经脉,可能和心脏有一定的内在联系,源于在胚胎发育时,存在共同或临近的起源。

(2) 手足少阳脉

《灵枢·经脉》:"胆足少阳之脉,起于目锐眦,上抵头角,下耳后,循颈行手少阳之前,至肩上,却交出手少阳之后,入缺盆;其支者,从耳后入耳中,出走耳前,至目锐眦后;其支者,别锐眦,下大迎,合于手少阳，抵于颅，下加颊车，下颈合缺盆以下胸中，贯膈络肝属胆，循胁里，出气街，绕毛际，横入髀厌中；其直者，从缺盆下腋，循胸过季胁，下合髀厌中，以下循髀阳，出膝外廉，下外辅骨之前，直下抵绝骨之端，下出外踝之前，循足跗上，入小指次指之间；其支者，别跗上，入大指之间，循大指歧骨内出其端，还贯爪甲，出三毛"。

少阳脉也称二阳脉。少（不多为少），言本经脉阳气含量较太阳脉少。在原生态体位状态时，处于躯体之侧，受风吹、日晒、雨淋少，被异类攻击的概率都也低。其卫外功能也处次一级位置。

足少阳脉起自外眼角，向上至额角，向下到耳，再下行至颈和锁骨上窝，入胸腔贯膈入腹，络肝属胆。体表部分，从锁骨上窝，曲折行于侧胸、侧腹部，下行下肢侧面，至足背，止于小趾、次趾端。足少阳脉有三支脉，头部二，足部一，又有多个曲折，应该是经脉中最长者，但是《灵枢·脉度》："足之六阳，从足上至头，八尺，六八四丈八尺"，下肢六阳脉是等长的，皆为八尺，否定了它曲折等增长的长度，因而曲折和支脉增加的长度，可能只是连结腧穴的临床变通，足少阳脉基本是躯体侧面，抽象而成的直线。

胆经上的腧穴，临床应用主要是局部取穴，如侧头部腧穴治偏头痛，耳廓外腧穴治耳鸣、听力下降，面部腧穴治面瘫。右胆募穴日月，治胆石症及蛔虫胆道梗阻症。胆经循经取穴，治肝胆病常常效果不理想。

《灵枢·经脉》："三焦手少阳之脉，起于小指次指之端，上出两指之间，循手表腕，出臂外两骨之间，上贯肘，循臑外上肩，而交出足少阳之后，入缺盆布膻中，散落心包，下膈，循属三焦；其支者，从膻中上出缺盆，上项，系耳后直上，出耳上角，以屈下颊至𬼘；其支者，从耳后入耳中，出走耳前，过客主人前，交颊，至目锐眦。"

手少阳脉起于手小指次指之端，沿上肢伸面中线，上行至肩、颈，到耳及头侧部，会足少阳于外眼角。有多处和足少阳脉交叉或相会。手少阳脉起点和足少阳脉终点相同，都是手和足的小指（趾）、次指（趾）之端。足少阳脉起点是手少阳脉终点，因而它们是一个体系。在原生态体位状态时，手少阳脉暴露的程度，较手太阳脉低，故也处在次级卫外地位。

三焦腑是虚设的，它只适应于五运数推，为气数而立的设置。焦的本义是"火所伤"，物被火伤则成焦状。隹是鸟纲动物椎骨的象形，从木为椎，从火为焦。"背俞"中，焦指椎间，从第一胸椎至第五骶椎，共22椎，有21椎间，称21焦。临床上"三焦"有两重义意，一是把21焦分三个段落，称上焦、中焦、下焦，"下膈，循属三焦"则此义也。二是第三个焦，本指下焦，"三焦者，决渎之官"，则此义也（图5-3）。

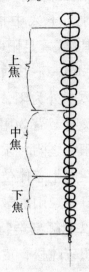

人体躯干背椎2、胸椎12、腰椎5、共22椎，两椎间为焦共21焦。均分三组，为上、中、下三焦。三焦腑是虚构的，由第三焦（下焦）引申而来。

图5-3

手少阳脉的腧穴，临床应用也同足少阳脉之腧穴，多用局部取穴。

（3）手足阳明脉

《灵枢·经脉》："胃足阳明之脉，起于鼻之交頞中，旁纳太阳之脉，下循鼻外，入上齿中，还出挟口环唇，下交承浆，却循颐后下廉，出大迎，循颊车，上耳前，过客主人，循发际，至额颅；其支者，从大迎前下人迎，循喉咙，入缺盆，下膈，属胃络脾；其直者，从缺盆下乳内廉，下挟脐，入气街中；其支者，起于胃口，下循腹里，下至气街中而合，以下髀关抵伏兔，下膝膑中，下循胫外廉，下足跗，入中指内间；其支者，下廉三寸而别，下入中指外间；其支者，别跗上，入大指间，出其端”。足阳明脉，起于鼻茎处，覆盖面、下颌、颈、胸、腹、下肢前面，足背部，止于中趾外间。

　　人体“外为阳，内为阴”，阳明脉在躯体外表，故属阳，又有“背为阳，腹为阴”，阳明脉都在躯体腹面，故又为阳中之阴，阳明脉也称一阳脉，是阳气量变之最少者。在原生态体位状态时，躯体和地面平行，腹面受风吹、日晒、雨淋最少，受异类攻击的概率也低。人体腹面有以下解剖学特征，皮肤层较薄弱，体毛较纤细，皮下组织较疏松，皮肤易移动，肌肉层也较薄弱，骨骼相对较少。腹面的皮脂腺，有一对发育成乳腺，乳腺是节段性器官，哺乳动物中，常有多对乳腺者，椐此能清楚的分辨腹面的节段性。节段性，是动物进化史上，早期的结构遗存。人体的节段之内，仍存在相对的独立性，针刺效应能在节段间扩散，和针灸临床的“转输流注”有关。足阳明脉全部处在躯体腹面，左右两纵行线，加任脉为三纵线。这些线是从腹面抽象而成的，其实也可以抽象成五纵线，和足太阳脉相类同，解剖学上并无特定的线形结构。腹面的足阳明脉和任脉，有重要的临床用途，主要是局部取穴，或局域取穴。胸部腧穴主要用于心肺疾患。如心募巨阙穴加用神藏、神封、灵墟，治疗心率不齐。肺募中府穴加用气户、肺俞，治疗

肺热症。腹部腧穴，上腹部腧穴治脾胃疾患；脐周腧穴
用以治疗肠道疾患，多有神效；下腹部腧穴，治疗泌尿
及生殖器病变，疗效甚佳。下肢的足三里穴和巨虚，上
下廉也常用以治疗胃肠疾患，也值得进一步研究。

《灵枢·阴阳系日月》："辰者三月，主左足之阳明，
巳者四月主右足之阳明。此两阳合于前，故曰阳明"。
"丙主左手之阳明，丁主右手之阳明。此两火并合，故
为阳明"。这是阳明经脉名称的来历，古人崇信天人合
一说，把建月、天干和经脉相参应，而建立经脉名称。
日和月是天地间两个最大的发光星体，两者并立，则为
明也（图5-4）。

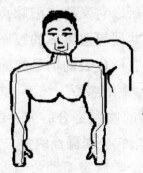

《灵枢·阴阳系日月》
"丙主左手之阳明，
丁主右手之阳明，
此两手并合，故为阳明。"

图5-4 原生态体位状态下，手阳明脉图

《灵枢·经脉》："大肠手阳明之脉，起于大指次指
之端，循指上廉，出合谷两骨之间，上入两筋之中，循
臂上廉，入肘外廉，上臑外前廉，上肩，出髃骨之前

廉，上出于柱骨之会上，下入缺盆，络肺，下膈属大肠。其支者，从缺盆上颈，贯颊，入下齿中，还出挟口，交人中，左之右，右之左，上挟鼻孔"。手阳脉起自大趾次趾端，覆盖上肢挠骨、肱骨外侧，肩部、颈侧部。大肠手阳明脉和肺手太阴脉为表里，是五运数推的设置，不具临床义意，但是胃与大肠同是消化系统，具有临床意义。两经脉的腧穴，可相互参照使用。如足阳明脉的上巨虚穴，是大肠脉的合穴，常用以治疗属大肠病的泻症。手阳明脉，在直立体位状态时，大部处在暴露最充分的位置，但在原生态体位壮态时，双手触地，拇指在内侧，挠骨从外转向内侧，和其他阳脉比较，则处在暴露最不充分的位置。所以它又称一阳脉，阳气变量最弱者也。手足阳明脉，共同覆盖躯体的腹面，此经脉也是从腹面抽象出来的，它所代表的仍是腹面，其腧穴治疗的疾病，都是腹腔脏、腑的疾病。

手阳明脉使用概率最高的腧穴是合谷穴、曲池穴，常作多种疾病治疗的主穴和辅穴，属循经取穴。

（二）手足三阴脉、五脏与临床

（1）心脏、心脉及临床应用。

《素问·五脏生成》："心之合脉也，其荣色也""诸血皆属于心"，此处之脉指血脉就是血管，不是经脉。心脏连合血管把血液充实体表，使颜面等体表皮肤有了色彩。全身所有的血液都是被心脏统属的。此观念符合现代生理学。

《素问·灵兰秘典论》："心者，君主之官也，神明出焉"。《素问·宣明五气》："心藏神"。这是传统文化，神是人的思维活动，故汉字中，和思维有关的字，必有心底或心旁，如思想、情感等。心的本义是中心，处在人体的中央位置。《说文》："心，人心，土脏，在身之中，象形"。五行和方位的配比中，中央为土，心脏的五行类比又把其称火同脏，故《说文》又说："博士说，以为火脏"，博士指汉代方士。心脏本意是人体的中央，五脏的中央，但方士却把它安排为火脏，可见方士的所说俱有任意性。《灵枢·本神》："两精相搏谓之神"，两神相搏指阴阳交冲，人身是在父母的阴阳交冲中诞生的。《素问·金匮真言论》："心开窍于耳"，王冰注解说："火精之气，其神神，舌为心之官，当言于舌，舌用非窍，故云耳也"。神是人的思维活动，能表达思维的是语言，舌是表达语言的器官，心本来应该开窍于舌，但舌无窍，所以改为耳。心类比为国家的君主，言在人体中位置的至高无上，心藏神也非此莫能了。

心神，俗称灵魂，它不是一个器官的产物，起码包括以下因素：①大脑皮层中的能量转换。②血夜中氧和能量供给。③激素的应激与平衡。灵魂是人体内部，高层次的、快速的物化物变，世界上没有不变化的物质，也没有无物质的变化。心藏神，是人体内部的"藏精而起亟也"，起亟是天地间阴阳变化。人体神气的存在不单纯是脑的功能，而是人体的总功能，其中最重要的是血供，脑重量不足体重1%，而血供是总血供20%，心脏停止向脑的血供，现代医学称脑死亡，生命就结束了。《素问·五常政大论》："升明之纪，正阳而治，德行周普，五化均衡，其气高，其性速，其用燔灼，其化蕃茂，其类火，其政明曜，其用炎暑，其令热，其脏心"。是五行火的泛化，也是心气的泛化。

《灵枢·经脉》："心手少阴之脉，起于心中，出属心系，下膈络小肠，其支者，从心系，上挟咽，系目系；其直者，复从心系却上肺，下出腋下，下循臑内后廉，行太阴、心主之后，下肘内，循臂内后廉，抵掌后锐骨之端，入掌内后廉，循小指之内出其端"。心脉起自心中，是心气的延伸。心脉的主体在体腔之内，"下膈络小肠"，心脉与小肠脉为表里故也，此五行"气数"，无真实的意义。心脏在肢体的末端，出腋下至上肢阴面止于小指端。心脏和上肢在胚胎时期有共同的起源，此连结有可能是存在的，须进一步研究。

临床上，有关心脏的腧穴，背部有心俞、神门、神道，胸部有神藏、灵墟、神封等穴，临床应用属局域取穴。心脉距心脏远处有神门、灵道，临床应用为循经取穴。诸穴有养心安神，解除窦性心动过速之效。

（2）肺脏、肺脉与临床应用。

《素问·调经论》："肺藏气"。《素问·五脏生成》："诸气皆属于肺"，指明肺是呼吸器官。《素问·平人气象论》："人一呼脉再动，一吸脉也再动，呼吸定息，脉五动，每呼吸一次，脉动五次"。此处所述的是呼吸和脉动的关系，脉动即心脏搏动，实质上是指心脏和肺脏的关系。《素问·经脉别论》："食气入胃，浊气归心，淫精于脉。脉气流经，经气归于肺，肺朝百脉，输精于皮毛"。食物进入胃中，经过消化、吸收，进入心脏统属的血脉。心脏被两肺包裹，心系上的主动脉、肺动脉、腔静脉、肺静脉，也在两肺包裹中，故曰"肺朝百脉"。最终心和肺把精气（营养物质和氧气），输送到皮毛等末梢器官。《素问·宣明五气》："肺藏魄"，魄是精神活动的另一面，婴儿时期尚未成熟的神也称魄。《素问·灵兰秘典论》："肺者相傅之官，治节出焉"，和中央政府相类比，相当丞相或太傅。君主和丞相节治整个国家，心和肺节治整个人体。

《灵枢·经脉》："肺手太阴之脉，起于中焦，下络大肠，还循胃口，上膈属肺，从肺系横出腋下，下循臑内，行少阴心主之前，下肘内，循臂内上骨下廉，入寸口，上鱼，循鱼际，出大指之端；其支者，从腕后直出次指内廉，出其端"。肺脉主干在体腔之内，连结大肠、胃贲门和肺，从腋下出体表，行上肢屈面拇指侧，止于大指端。在原生态体位状态时，肺脉的上肢部分，处在完全不暴露状态，也为阴中之阴，故皆属太阴。肺脏和上肢，都从颈胸节段进化而来，有共同的起源，肺脉是肺气的延伸。动物学中，肺是腮的进化，肺和腮都来自颈节段，上肢来自颈和胸节段，在进化史上，它们有共同的根源，古人从实践出发，切合了现代科学。肺和上肢的关系，有待进一步研究。

肺脉的腧穴：鱼际、列缺、尺泽，主治咽痛、扁桃体肿大，疗效显著，上呼吸道感染初期，疗效也明显，属循经取穴。从一个侧面，证明肺和上肢，存在隐性的解剖关系。

（3）脾脏、脾脉及临床应用。

《素问·太阴阳明论》："脾与胃一膜相连耳"，古人从尸体解剖发现，脾与胃紧贴在一起，相连的膜就是脾胃韧带。脾在上腹部左外侧，饱食后受胃的挤压转向左后面。《素问·灵兰秘典论》："脾胃者仓廪之官，五味出焉"，胃和脾相表里，两者都是消化器官，和现代解剖学和生理学相对比，存在概念错误。《素问·太阴阳明论》："脾者土也，治中央，常以四时长四藏，各十八日寄治，不得独主于时也。脾藏者常著胃土之精也，土者生万物而法天地，故上下至头足，不得主时也"。唐代王冰注解说："治，主也，著，谓常约著于胃也。土气于四时之中，各于季终寄王十八日，则五行之气各王七十二日，以终一岁之日矣。外主四季，则在人内应于手足也"。脾胃的五行属性为土，土的位置是中央，和四季类比时没有位置，木主春，火主夏，金主秋，水主冬，土在中央，所主的是各季的最后十八天，四季中的抽象。所以说，脾土的意义是泛化的，如果把这个理念运用在脾脏和脾脉中，其意也是泛化的，据此理，脾所主的是所有的消化腺。《素问·五脏生成》："脾之合肉也其荣唇也"，脾主消化提供筋肉以能量，脾气的灌注给唇以光华。《素问·金匮真言论》："脾开窍于口"，《素问·六节藏象》："五味入口，藏精于肠胃，味有所藏，以养五气，气和而生，津液相成，神乃自生"。食物入口，下至胃肠中，经消化吸收，营养物质滋养各种气机，气和液得以平衡，神气自然就生成了。《素问·太阴阳明论》："四支皆禀气于胃，而不得至经，必因于脾，乃得禀也。今脾病不能为胃行其津液，四支不能禀水谷之气，气日以衰，脉道不利，筋骨肌肉，皆无气以生，故不用焉"。此处强调脾运化之重要，如果胃接受了食物，脾不运化，而不能成精微物质，就不能供给四末等处，成为筋骨、肌肉运动的能源，它们就不能发挥其作用。

《灵枢·经脉》："脾足太阴之脉，起于大指之端，循指内侧白肉际，过核骨后，上内踝前廉，上踹内，循胫骨后，交出厥阴之前，上膝股内前廉，入腹，属脾络胃，上膈，挟咽，连舌本，散舌下；其支者，复从胃，别上膈注心中"。脾脉起自足大趾端，沿下肢阴面进入腹腔，连结脾和胃，穿过横膈，上行至咽和舌根，散在舌下。有支线连结心脏，从内部贯穿整个人体。脾脉的主体在体腔之内，下肢部分是脾气的延伸。在原生态壮态时，脾脉处体腔之外，下肢部分，处在阴面，完全不被暴露，故属阴中之阴，太阴脉也。

临床治脾胃病的腧穴甚多，大部在腹部，如脾募穴章门，胃募穴中脘。腹中线任脉深部为腹白线，是致密的结缔组织，此处平刺，对多种脾胃病，常有预想不到的疗效。治脾胃病可循经取穴，也可局域取穴。

（4）肝脏、肝脉及临床应用。

《素问·灵兰秘典论》："肝者将军之官，谋虑出焉"。五脏和社会职业相类比，肝脏类比为将军。因而刚毅果断的气质，常被临床称为肝气。《素问·宣明五气》："肝藏魂"。何为魂？《灵枢·本神》："生之来谓之精，两精相搏谓之神，随神往来谓之魂"。魂和神是相关连的，和神在一起，飘浮移动的部分叫魂。《素问·六节藏象》："肝者罢极之本，魂之居也，其华在爪，其充在筋，以生血气"。古人给了肝脏华爪、充筋、生血气的功能。《素问·金匮真言论》："肝开窍于目"，从眼神中可读出人气质的勇怯故也。《素问·阴阳应象大沦》："神在天为风，在地为木，在体为筋，在脏为肝"，是肝脏在五行中的类比。现代科学证实，肝的功能主要是消化脂肪、解毒、内分泌等。古人的认识，只停留在文化层面上，还存在概念不清的缺陷。

《灵枢·经脉》："肝足厥阴之脉，起于大指丛毛之际，上循足跗上廉，去内踝一寸，上踝八寸，交出太阴之后，上腘内廉，循股阴入毛中，过阴器抵小腹，挟胃属肝络胆，上贯膈，布胁肋，循喉咙之后，上入颃颡，连目系，上出额，与督脉会于巅；其支者，从目系下颊里，环唇内；其支者，复从肝别贯膈，上注肺"。肝脉起于大趾丛毛处，沿下肢阴面，至阴毛处进入腹内，挟胃、属肝、络胆，支脉注肺，从胸腔上升至头内，会督脉于百会穴。肝脉的主干在体腔之内，连系着四个脏腑，向上通巅顶，向下连下肢的大趾。

肝脏的专用腧穴，背部有肝俞、筋缩，腹部有肝募穴期门。现代临床所见，肝病甚多，大部不适宜刺灸治疗。肝病，肝肿大时，肝区不宜深刺，刺伤肝有内出血之患。

《素问·刺热篇》：记载肝热一症。症状为"小便先黄，腹痛，多卧，身热，狂言，惊悸，胁满痛，手足躁，不得安卧"。症状类似现代临床之肝炎诸症，治法：足厥阴脉，足少阳脉，循经选穴。重症加用热病五十九刺，选穴。古人还提出治未病方法，肝热病发病前，先有左颊赤的预兆，可提前刺肝脉和胆脉，加以预防。另提出物理治疗的辅助手段，"诸治热病，以饮寒水乃刺之，必寒衣之，居之寒处，身寒而止"。

（5）肾脏、肾脉及临床应用。

《素问·灵兰秘典论》："肾者作强之官，伎巧出焉"，"作强"指阴阳交，"伎巧"指生育。《素问·六节藏象论》："肾者主蛰封藏之本，精之处也，其华在发，其充在骨"，《素问·金匮真言论》："肾开窍二阴"，皆言肾是司生殖器官。《素问·调经论》："肾藏志"，什么是志？《灵枢·本神》："意之所存谓之志"。古人所称的肾，和现代医学所称之肾，意义很不相同，古之肾是很泛义的，包括泌尿和生殖两大系统。在胚胎学中，两者都来自泌尿生殖嵴，有共同的起源，古人的观念很客观，故能和现代科学相吻合。胚胎时的肾，有原肾、中肾、后肾的依次取代过程，此是种系进化历史，在个体发育中的历史重演。后肾即是永久肾，发生时在胚胎中位置很低，在发育中逐渐上升，大多数固定在第二腰椎旁。临床上各人肾的位置略有不同，常可见到高位肾、低位肾、游走肾，也有不同形状的肾，如马蹄状、环状等。是针灸取穴应知道的问题。

《灵枢·经脉》："肾足少阴之脉，起于小指之下，邪走足心，出于然谷之下，循内踝之后，别入跟中，以上踹内，出腘内廉，上股内后廉，贯脊，属肾络膀胱；其直者，从肾上贯肝膈，入肺中，循喉咙，挟舌本；其支者，从肺出络心，注胸中"。肾脉的主干是在体腔之内的经脉，它从股内后廉，贯脊属肾络膀胱，贯肝膈入肺中，支脉络心，向上循喉咙挟舌根。肾开窍二阴，二阴者阴孔与尿孔也。因而也会络睾和卵巢等生殖器官，如此才能"伎巧出焉"。肾脉在下肢部分，和肝、脾脉共居下肢阴面，下肢阴面最狭窄处，三脉相绞结，称三阴交。肾脉的下肢部分是主干的延伸，也是肾气的延伸。现代临床检查，提睾反射，是肾脉的整体反射，证明肾脉的存在。

　　肾脏、肾脉的专用腧穴共有三组，称水俞五十七穴。1 肾俞组，2 下腹组，3 肾脉组（见 168 页图 9 -1）。1、2 组为局域取穴，3 组为循经取穴。《灵枢·水胀》，记载水肿、肤胀两症：（1）水肿，"水始起也，目窠上微肿，如新卧起之状，其颈脉动，时咳，阴股间寒，足胫肿，腹乃大，其水已成矣。以手按其腹，随手而起如裹水状，此其候也"。（2）肤胀，"肤胀者，寒气客于皮肤之间，空空然不坚，腹大，身尽肿，皮厚，按其腹，凹而不起，腹色不变，此其候也"。似属现代临床之肾病综合征或肾小球肾炎。两症治法，"先泻其血络，后调其经"，先用局部取穴，以泻法排除局部血络的瘀塞，后调理所属的经脉。

　　颐，上颌骨眼眶下部分，音拙。

第六章　腧穴概论

　　腧穴一词，意义深远，《说文解字》："俞，空中木为舟也"。俞上从三合之形，下从舟和水，俞是舟行水中的会意。舟行水中是最廉价的运输，舟载货物，远程运输，是大规模商业活动，在我国已有久远历史。商朝之商即有经商之意。《周易》中很多远距离经商的卦辞，贝和朋就是那时的货币，十枚贝币串起，称朋，证明周代以前，商业已经繁盛。《易·系辞》："日中为市，交易而退，各得其所"，是对市场的描述。秦汉之前，北方气候比现代温暖，降水量也丰富，《灵枢·经水》叙述了那时十二大水系，是遍及全国的运输网，并把十二水系和人体十二经脉相类比。《素问·阴阳应象大论》："六经为川"，也是把人体经脉和大川相类比。散在诸经脉上的腧穴，不也像行进在大川之上的悠悠舟船吗？这是一个繁荣社会的特写镜头，也是对腧穴有转输流注功能的表述。

　　《说文解字》："穴，土室也，从宀，八声"。其意是，穴是土房子，穴字古音读作八。《易·需卦》："需于血，出自穴""人于穴，有不速之客三人来"。其中

"穴"皆指房子，古之室皆半地下式，如现代之"印子"。《内经》中，腧穴别名有气府，气穴，骨空等，意为小房子里面，贮藏着有生命活性的气。骨空者骨孔也，骨上有孔，必能通达内脏。

"气"，一词似有神秘性，很难向现代年轻人解释清楚，不过在不同场合作具体解释，还是容易理解的。针灸临床的"得气"，是在施术过程患者机体的应激回应，术者感到针尖有如鱼上钩的感觉。针刺没有生命的机体，就没有这样的感觉。如果应激回应过弱，针下很空，没有"得气"感，称为"虚状"，相反如针下应激回应过强，过紧，好像针尖似被钳子夹住，则为"实状""虚状"和"实状"都得不到预期的效果。针刺腧穴时，医生会给患者输入"外气"，有关"外气"现代医界颇有争论，很多医界名流认为"外气"是医生施术时的意念，客观上并不存在。其实这是偏见，外气不仅是意念，而是可见的、可供研究的物质和能量。医生在腧穴施术时，全神贯注，把精、气、神都贯注于指端，就把一种特殊的能量输给了患者。所谓特殊能量，用传统文化中国书画作类比，一个成熟的书家或画家，他们作品中的线，都含有生命之气，甚至可从中读出其人的性格、人品及经历。书画家作品中的线是无法模仿的。动物划的线，自然形成的线，有可能和书画家书写的线，完全相同，但却无法从中阅出生命之气，此生命之气就是特殊的物或能量。所以，一个针灸医师，如有良好的书法基础，自然会疗效非凡。此外针刺的临床效应，和针刺涉及的组织结构有关。针刺承扶穴，刺中坐骨神经干的概率很高，会产生强烈的电击样感觉，从股直达趾尖端，可是这样强烈的反应，是没有治疗效果的。腹部石门、关元等穴，沿腹白线平刺，治疗腹泻、腹胀、小儿夜啼、小儿消化不良有极好的效果。民间也有乡村医生，在大横、天枢等穴，直刺深达五寸，常取得治疗消化系统疾病的良好效果，可能和针及腹腔中间充质有关，（笔者认为，此举有造成肠穿孔的可能，小的穿孔可能无大捐害，但不可因害小而为之）。笔者认为：腹白线是致密的结缔组织，腹腔内部器官间，存在疏松的结缔组织，称间充质，都是良好的针刺对象。结缔组织是分化程度低，功能多样的组织，对针刺会产生较强的应激效应，针刺临床效果就好。因此，笔者还认为，临床上阳经脉取穴，应当局部取穴或局域取穴，阴经脉取穴，应循经取穴。1997 年，笔者在香港发表《针刺治疗婴幼儿泻症》一文，对针刺作了以下解释："笔者认为它是直接作用于人体深部，低度分化的，功能多样的组织，如结缔组织（腹白线），内皮组织（腹膜），经它们相同相邻组织间的直接扩散，达到相应器官，使消化系统总体处于，异常亢奋状态，从而实现了调整其功能的目的"。《内经》就有背俞和募穴之论，也是就近取穴，从腧穴直接向脏腑输注外气的一种治疗方法。

　　腧穴的分类，古人有多种方法，直到现在仍然在使用。（1）按部位分类，首见于《针灸甲乙经》，现代许多针灸书籍仍在使用。（2）按经脉分类，首见于《素问·气府论》，唐宋以来，历代针家多用之。（3）按临床应用分类《素问·水热穴论》。水俞五十七穴，热俞五十九穴等。

第七章 头颈部腧穴

（一）头部腧穴

素髎，又名面王、面正、準头

经曰："宗气出于鼻而为臭。"鼻是人体嗅觉器官，嗅神经是第一对脑神经，人体第一节段。人体处原生态体位时（四肢触地），面部是最前端，鼻在面中央，故曰面王，王者至高无上也。《说文》："素，白緻繒也，取其泽也"。"窅，地藏也。"白色曰素，是高贵之色。素髎，高贵之腧穴，高高在上也。

组方一，主治鼻出血。
主穴：素髎
辅穴：血海、合谷、百会。
手法：泻。

组方二，主治嗅觉迟钝。
主穴：素髎

辅穴：迎香、水沟、四白。

手法：补。

组方三，主治过敏性鼻炎。

主穴：素髎

辅穴：手十二井穴，浅刺出血。

手法：泻。

睛明，又名泪孔、泪腔

睛明者，使眼睛明也，因处鼻泪管上口，故又名泪孔、泪腔。

目，古称命门，一个人的精神、气质、品格、受教育程度、社会地位、财富状况等，都可从阅读眼神中得知，故为生命之门。

视器是人体第二对脑神经终末器，为第二节段。由于人类视器的进化，不仅可视物象，而且可辨色彩，增进了视觉的广度和深度，因而扩展了大脑的内存，也增进了逻辑思维的速度。高等哺乳动物，多是色盲，影响了它们脑的进化。

组方一，主治近视。

主穴：睛明。

辅穴：瞳子髎、太冲、中都。

手法：补。

组方二，主治视力减退。

主穴：睛明。

辅穴：承泣、瞳子髎、球后。

手法：补。

注：球后穴，近年开发之奇穴，球后六点处，眼球与眼眶骨壁之间，刺入 1 寸，不灸。施术时严格消毒，以防深部感染。谨慎使用。

组方三，主治白内障早期。

主穴：睛明。

辅穴：瞳子髎、光明。

手法：泻。

组方四：主治电光性眼病。

主穴：睛明。

辅穴：瞳子髎、攒竹、四白。

手法：泻。

注：电光性眼病，即电工在工作时，不慎被强光灼伤，结膜充血红肿，视物模糊。此法特效。

攒竹，又名小竹、始光、明光、眉本

攒竹，位于眉内侧端，下有攒眉肌。攒者，蹙眉也。竹者，眉形如竹叶。因治疗目疾，故又名始光、明光等。

组方一，主治幼儿斜视及弱视。

主穴：攒竹。

辅穴：睛明、四白、承泣。

手法：左手搓提皮肤，右手持针，沿眉平行刺针，刺入1寸，到位后转针，得气出针，不留针，每日一次，一周为一疗程。

组方二，主治额肌瘫。

主穴：攒竹。

辅穴：阳白、丝竹空、头维。

手法：补。加用脉冲电流，疗效更显著。

颧髎，亦名兑骨、椎髎

颧髎，穴在颧骨外下方，"兑"和"椎"，皆言面部高耸之颧骨，故名。颧髎在面中央，深层有诸多之表情肌，人的喜怒哀乐忧思恐，皆由表情肌的运动而实现，故颧髎穴乃治疗表情肌疾病要穴。

组方一，主治面瘫。

主穴：颧髎

辅穴：颊车、巨髎、大迎。

手法：泻。

下　关

下关，位颧弓下，下颌骨髁状突起之前。按压时有骨性凹陷，张口时髁状突向上移位，凹陷闭合。

组方一，主治牙痛。

主穴：下关。

辅穴：颊车、合谷。

手法：泻。痛重一穴双针，从不同方向刺入。上牙痛加刺巨髎、颧髎，下牙痛加刺颊车。

太阳，后世增加之奇穴

组方一，主治偏头痛。

主穴：太阳。

辅穴：头维、正营、头窍阴、合谷。

手法：泻。

组方二，主治红眼病（急性结膜炎）。

主穴：太阳

辅穴：睛明、攒竹、光明。

手法：泻。针后戴墨镜避光。

水沟，亦名人中、鬼宫

水沟穴在鼻唇沟中，涕泪交流时，水液过此，故名。主治各种原因之厥症，为抢救时要穴。鬼者道教之言，指脱离肉体之灵魂。鬼宫者，魂魄所居之宫城也。古有鬼路十三针，则其首。

组方一，主治虚脱。
主穴：水沟。
辅穴：神门、劳宫、涌泉、鱼际、合谷。
手法：补。手十宣刺出血。

组方二，主治小儿惊厥、抽搐。
主穴：水沟、神庭。
辅穴：承浆，少商、曲池、风府、中冲、神门。
手法：泻。快速进针，捻转得气，立即出针，不留针。

组方三，主治儿童尿床。
主穴：水沟、上星。
辅穴：神道、神庭、合谷、肾俞、足三里。
手法：泻。得气立即出针，不留针。

组方四，主治中暑昏迷。

主穴：水沟、百会。

辅穴：前顶、后顶、神庭、涌泉、劳宫、十宣。

手法：泻。百会留针，其余诸穴得气出针。水沟、十宣反复针刺，至神智恢复。

翳　　风

《说文》："翳，华盖也，从羽。"穴在耳后，耳根与乳突之间，受耳垂屏蔽，风不易入，如贵人在华盖之下也。

组方一，主治面瘫。

主穴：翳风、颧髎。

辅穴：下关、大迎、颊车、地仓。

手法：补。

组方二，主治耳鸣、神经性耳聋。

主穴：翳风。

辅穴：天冲、听宫、天容、百会。

手法：泻。

组方三，主治颈痛、落枕、顾盼困难。

主穴：翳风。

辅穴：天窗、天鼎、肩中俞、肩井。

手法：泻。

听宫　听会

听宫、听会两穴皆在耳前。听宫在下颌髁状突后；听会在颧弓与下颌关节窝之间，张口处是穴。听宫者，听力之宫城也；听会者，治听力下降之所。

组方一，主治耳鸣，听力下降。

主穴：听会。

辅穴：耳门、阳陵泉。

手法：补。

组方二，主治面瘫。

主穴：听会。

辅穴：颧髎、颊车、大迎、下关、地仓、翳风。

手法：补。

组方三，主治三叉神经痛。

主穴：听会。

辅穴：下颌支痛加刺翳风、颊车、下关。

上颌支痛，加刺上关、颧髎、太阳。

额支痛，加刺阳白、丝竹空。

手法：泻。

百会，又名三阳五会、天满、巅上、泥九宫

百会者，众脉之会也。一名三阳五会，乃手足太阳脉及督脉、三阳脉，左右共五脉之交汇处。《素问·水热穴论》："头上五行，行五以越诸阳之热逆也。"王冰注："头上五行，行五者，当中行谓上星、颟会、前顶、百会、后顶。次两傍谓五处、承光、通天、络却、玉枕。又次两傍谓临泣、目窗、正营、承灵、脑空。"此二十五穴，是消除诸阳经脉中发热疾病的。从总体看，二十五穴是以百会为中心的。天满、巅上者，言至高也。泥九宫者，道家之言，当指颅腔，百会穴在颅腔之巅顶，故名。

组方一，主治发热、太阳病。
主穴：百会。
辅穴：通天、玉枕、风池、委中、阴谷。
手法：泻。
方义：仲景曰："太阳之为病，脉浮，头项强痛而恶寒"，此症乃太阳脉之热逆症，取百会为主穴，以少阴合穴为使，以越诸阳之热逆也。

组方二，主治发热、阳明病。

主穴：百会。

辅穴：头维、前顶、后顶、大杼、风池、阴陵泉。

手法：泻

方义：《素问·热论》："今夫热病者，皆伤寒之类也""伤寒一日，巨阳受之，故头项痛，

组方三，头痛。

主穴：百会。

辅穴：头临泣、脑空、玉枕、阳白、风池、曲泉。

手法：泻。

风　　府

一名舌本、思枕、鬼枕、鬼穴等。

组方一，主治舌肌瘫。

主穴：风府、风池。

辅穴：哑门、廉泉。

手法：泻。

注意：针三分，不灸。肥胖者可针四五分，忌深刺。其深处枕骨大孔、延髓、脊髓移行部，针过深，伤及延髓，可致呼吸骤停，或心跳骤停。如需深刺，建议以风池代之，疗效同，且可避风险。

组方二，主治伤风、鼻痒、喷嚏。

主穴：风池、风府。

辅穴：太阳、风门、鱼际、列缺。

手法：泻。手十二井穴浅刺出血。

组方三，主治项强，顾盼困难。

主穴：风府、风池。

辅穴：天柱、肩中俞、肩外俞、天井。

手法：泻。

注意：本组方仅限偶感风寒而致颈部肌肉紧张，如伴发脑膜刺激征，需检查是否存在脑病。

组方四，主治癔病、精神抑郁症。

主穴：风池、风府。

辅穴：心俞、神门、鱼际、少商。

手法：补。

组方五，主治发热、太阳病服桂枝汤反烦热不解。

主穴：风池、风府。

手法：泻。

建议针后服桂枝汤。

处方：桂枝三两、芍药三两、灸甘草二两、生姜三两、大枣十二枚。

（二）颈部腧穴

颈部腧穴，按《针灸甲乙经》记载，共十七穴。其中单穴一，双穴八。

颈部腧穴中有十穴为天穴，1 天五会（人迎）、2 天窗、3 天牖、4 天容、5 天鼎，皆双穴，占颈部腧穴近三分之二。其余为廉泉（单穴）、水突、气舍、扶突（皆双穴）。

古人崇信天人合一，认为天地是一对巨形生命体，人体是一个小天地。腰部以上为天，腰部以下为地，平脐为天地之枢，故平脐处有天枢穴。天地和人是相参、相通、相同的。天为阳，地为阴，天地是一对最大的相互交冲，而又相互依存的统一体，天地气交化生人类，也化生了万物，故人是第三者，即天一，地二、人三。人由天地所生，自然就具有了天性。古代针灸临床以天穴治地病，地穴治天病，体现了天地气交的思想。

组方一，主治扁桃腺炎。

主穴：天容。

辅穴：鱼际、列缺。

手法：泻。主穴向扁桃腺方向进针，刺入 1 寸至 1.5 寸，不灸。

组方二，用于扁桃腺摘除手术局麻。

主穴：天容。

辅穴：颊车、列缺。

手法：天容向扁桃腺方向进针，颊车平刺，均用泻法，留针至术终。

组方三，主治梅核气。

主穴：水突、廉泉。

辅穴：内关、列缺、鱼际。

手法：泻。

组方四，主治周期性腹泻。

主穴：天鼎。

辅穴：足三里、脾俞。

手法：补。幼儿加刺上脘、中脘。不留针。

组方五，主治咽痛。

主穴：人迎、水突。

辅穴：鱼际、列缺。

手法：泻。

组方六，主治幼儿遗尿。

主穴：天鼎。

辅穴：百会、足三里、委中。

手法：补。不留针。

组方七，主治脱肛。

主穴：天鼎、天容。

辅穴：百会、上巨虚、会阴。

手法：补。

组方八，主治子宫脱垂。

主穴：天鼎、天容。

辅穴：百会、血海、会阴。

手法：补。

组方九，主治喉痒咳嗽。

主穴：廉泉、气舍。

辅穴：膻中、中府。

手法：泻。

第八章　躯干部腧穴

（一）背部腧穴

人体背部是个古老的区域，保留了脊椎动物生物学上的全部特征。脊椎、脊髓保持了自前向后的连贯性，和横向的节段性。古人没有使用"节段"这一概念，却在背部腧穴中，显示出这种认识。古人认为肺藏魄，肺俞穴和魄户穴同在一个横向平面上。心藏神，神道穴、心俞穴、神堂穴同在一个平面上。肝藏魂主筋，筋缩穴、肝俞穴、魂门穴同在一个平面上。脾藏意，脾俞穴、意舍穴同在一个平面上。肾藏志，肾俞穴、志室穴同在一个平面上。左右两侧俞穴相串联，就是一个横断面，这些横断面，基本上显示了人体的节段性。和脊神经及其支配的肌肉群相一致。

《灵枢·背俞》：

"胸中大俞在杼骨之端，肺俞在三焦之间，心俞在五焦之间，膈俞在七焦之间，肝俞在九焦之间，脾俞在十一焦之间，肾俞在十四焦之间。皆挟脊相去三寸所。"即把脏腑和椎间相连接，共同组成节段。

　　焦的本意是空虚之状，两椎之间只有椎间盘等软组织，可称为空虚，焦所指乃椎间盘所在处。佳是脊椎动物鸟类椎骨的象形，从木为椎，从火则焦。传统医学之"三焦"皆由此引申而出。

　　背俞穴，在腧穴的发展历史上，由少到多，逐渐形成一个体系。最初的背俞穴，专指一对腧穴。《素问·气穴论》《素问·刺疟论》中，"背俞一词"专指大杼穴。《素问·水热穴论》中，"背俞"专指风门热府穴。《素问·举痛论》："寒气客于背俞之脉则脉泣，脉泣则血虚，血虚则痛，其俞注于心。"此处"背俞之脉"，指背部太阳脉的一部分，腧穴是指心俞。《素问·骨空论》认为，"背俞"非一穴也，乃指背部两肩胛骨之间一小区域。《灵枢·癫狂》所指背俞，乃背部按压有反应的点就是背俞穴。

　　《内经》中各篇背俞穴数目多少也不尽同，位置也不同。《素问·气穴论》："中月吕两旁各五，凡十穴。"中月吕者，背椎也，十穴者，左右两侧之五脏俞也。《素问·血气形志篇》："欲知背俞，先度其两乳间，中折也，更以他草度，去半已，即以两隅相柱也，乃举以度其背，令其一隅居上，齐脊大椎，两隅在下，当其下隅者，肺之俞也。复下一度，心之俞也。复下一度，左角肝之俞也，右角脾之俞也。复下一度，肾之俞也。是谓五脏之俞，灸刺之度也"，这是以折量法测定背俞穴，其结果自然都和《灵枢·背俞》有别。《素问·刺热论》："热病气穴，三椎下间主胸中热，四椎下间主膈中热，五椎下间主肝热，六椎下间主脾热，七椎下间主肾热，荣在骶也。"此处之气穴，显然也是五脏俞，却又和《灵枢·背俞》在位置上有了较大差别。

《素问·气府论》："侠脊以下至尻尾，二十一节十五间各一，五脏之俞各五，六腑之俞各六"，未述六腑俞名称及位置。

《素问》《灵枢》两书中，只有五脏俞，找不到六腑俞。《针灸甲乙经》《脉经》始见六腑俞之名。至唐代孙思邈著《千金要方》始有厥阴俞穴名，或曰：心包络俞也。所谓二十一节，乃指胸椎十二，腰、椎骶椎各五，共二十二椎，有二十一椎间隙，则二十一焦也。其两侧各有五脏俞和六腑俞也。"十五间各一"，唐代王冰注释说："《中诰孔图经》所存者十三穴，左右共二十六穴，谓附分、魄户、神堂、噫嘻、膈关、魂门、阳纲、意舍、胃仓、肓门、志室、胞肓、秩边十三穴"。

大杼，又名百劳、背俞

位于第一、二胸椎棘突间，向外1.5寸。《说文》："杼，机之持纬者，从予。"即织布梭也，大杼即大梭，因第七颈椎棘突高起而得名。古代用以治瘰症，故又名百劳。亦用以治疟疾。

　　组方一，主治疟疾。

　　主穴：噫嘻、陶道。

　　（1）足太阳疟，症见背寒腰痛、头重，加刺委中。

　　（2）足少阳疟，症见侧胸痛，发热不重，加刺侠溪。

　　（3）足阳明疟，症见寒颤、多汗、口渴，加刺冲阳。

　　湿痰内阻，加刺内关。

　　惊厥，加刺人中、内关。

　　慢性久疟，面黄消瘦、纳差、体虚，加刺脾俞、足三里。

　　手法：慢性久疟，用补法，其余用泻法。

　　注意：寒战时不刺，大汗不刺，脉浮数者不刺。《经》曰："无刺熇熇之热，无刺浑浑之脉，无刺漉漉之汗。"

　　说明：现代医学已有强力截疟药，古法已经少用。然此传统文化，还应保留，如遇截疟无效时仍可使用，或两法并用。

　　组方二，主治伤寒，太阳病。

　　主穴：大杼。

　　辅穴：大椎、风门热府、列缺、大渊。

手法：泻。

方义：太阳病乃寒邪初犯太阳经，为表症，大杼、风门热府散寒却热。列缺肺经络穴，太渊肺经腧穴，除肺热，治疗咳嗽，鼻痒、喷嚏。

风门热府

风者何物，古人把致病因素称邪，风亦致病因素，属阳邪。仲景曰："汗出、恶风、脉缓者，名为中风。"

组方一，主治太阳病，中风。
主穴：风门热府。
辅穴：附分、少商、鱼际。
手法：泻。

组方二，主治太阳病，中风干呕、鼻鸣。
主穴：风门热府。
辅穴：曲池、足三里、中脘。
手法：泻。

组方三，主治太阳病七日后自愈，后数日复有发热头痛。
主穴：风门热府。
辅穴：足三里、解溪、内庭。

手法：泻。

肺　俞

《灵枢·五邪》："邪在肺，则病皮肤痛，寒热、上气、喘、汗出，咳动肩背。取膺中外俞，背三节五藏之旁，以手按之，快然，仍刺之。"肺主皮毛，为气之本，故邪在肺，症见皮肤痛，上气、喘满而汗出。"《素问·刺热篇》："肺热病者，先淅然厥，起毫毛，恶风寒，舌上黄，身热。热争则喘咳，痛走胸膺背，不得太息，头痛不堪，汗出而寒。"《伤寒论》："太阳少阳并病，心下硬，颈项痛而眩，当刺大椎、肺俞、肝俞、慎勿下之。"此处"下之"乃是用药，非用针也。

《针灸大成》："主瘿气、黄疸、劳瘵、口舌虚烦传尸，骨蒸、肺痿、咳嗽、肉痛皮痒。"

肺俞穴向内投射肺门偏上部，对外邪侵犯肺脉所致，肺脏诸病，皆有治疗作用。尤以慢性肺胸疾病，有耐药性者。古之劳热、劳瘵，长期低热、盗汗，很多是今之结核病，古人多以针治之，今有多种抗痨一线药物，大部痨症可望彻底治愈，然仍有部分 4 型肺结核，由于肺实质纤维化和空洞形成，药物治疗并不理想，仍可针药并用，可望获得预期疗效。

组方一，主治发热、太阳病。

主穴：肺俞。

辅穴：魄户、大椎、少商、列缺、曲池、风池。

手法：泻。

组方二，主治太阳、少阳并病。

主穴：肺俞、风门热府。

辅穴：肝俞、委中、丘墟、经渠。

手法：泻。

组方三，主治外感咳嗽。

主穴：肺俞。

辅穴：魄户、少商、列缺、曲池。

手法：泻。少商刺出血。

组方四，主治内伤咳嗽。

主穴：肺俞。

辅穴：魄户、曲池、膻中。

虚寒型加刺脾俞、肝俞、肾俞。

实热型加刺风门热府、风池。

手法：虚寒型补，实热型泻。

注："内伤"指肺脏内部损伤，多见于中老年人群，慢性肺胸疾病，经久不愈，气管内膜损伤脱落，胸片见肺纹理增重，常有紫绀、缺氧、心负荷增重体征。治疗

宜资补肺阴、润肺、化痰为主，兼用补脾土，资肾阴之法，以求提高生存质量。

组方五，主治肺痨。

主穴：肺俞、大杼。

辅穴：颈百劳（颈椎 5、6 棘突间，旁 1 寸）、魄户、厥阴俞。体虚加刺脾俞。

手法：补。

附注：痨症现代称之为结核病，常出现消瘦、盗汗、女子绝经，故古有女儿痨、干血之称。

1 至 3 型肺结核，以抗痨一线药为主，针灸作辅助治疗可缩短疗程。4 型肺结核可以针灸为主，加服一线药及润肺滋肾水之剂，可望逐渐康复，或提高生存质量，延长生存期。

组方六，主治肺心病。

主穴：膻中、中府、心俞、肝俞、肾俞。

手法：补。加艾条灸。

附注：肺心病多是内伤咳嗽的结局。肺脏长期受寒邪、风邪、粉尘、病菌、病毒等外邪侵袭，造成肺脏中细支气管损伤，气管内膜内皮细胞受损脱落，平滑肌受损变形，细支气管阻塞扩张，X 片可见肺纹理粗重，纤维化。心脏后负荷增重，因而肝大，下肢浮肿，颈静脉怒张，唇紫，呼吸窘迫，杵状指等。为北方地区老年多发病。

组方七，主治肺心病。

主穴：肺俞、膻中。

贴药（1）麻黄粉、白芷各 0.1g，贴以上穴。

（2）麻黄粉、川贝母粉各 0.1g，贴以上穴。

（3）肾上腺素注射液 0.1ml，腧穴注射。

组方八，主治哮喘、实热型。

主穴：肺俞、定喘穴（第七颈椎、第一胸椎棘突间，旁开 2 寸）。

辅穴：风门、列缺、中府。

手法：泻。

组方九，主治虚寒型哮喘。

主穴：肺俞、定喘。

辅穴：（1）肺脾两虚：尺泽、肺俞、胃俞、足三里。

（2）肺肾两虚：肾俞、太溪、三阴交。

（3）肺气、心阳交虚：心俞、神门、内关、孔最。

手法：补。可加艾灸。

组方十，主治腰背痛。

主穴：肺俞、肾俞。

辅穴：华佗夹脊。

手法：泻。

心　俞

心俞，左侧投影在左心室上部，右侧投影在右心房，因距心脏较近，故为治心脏诸病之要穴。《灵枢·背俞》："心俞在五焦之间"，中线旁开 0.5 寸，是其标准位置。

《素问·五脏生成》："诸血皆属于心。"《素问·经脉别论》："食气入胃，浊气归心，淫精于脉，脉气流经，经气归于肺，肺朝百脉，输经于皮毛。"这是世界上最早的血气运行科学的解释，虽然尚不细致，但总体上是科学的。

古人认为，心脏是人体的中枢，生命的本源，心脏气机存在，生命就存在，心脏气机停止运转，生命就到了终点。

《素问·刺热篇》："心热病者，先不乐，数日乃热，热争则卒心痛，烦闷善呕，头痛、面赤、无汗，刺手少阴太阳。"

组方一，主治心绞痛。

主穴：心俞、厥阴俞。

辅穴：督俞、神道、神堂、巨阙、神藏、灵虚、神封、涌泉。

手法：补。

方义：心绞痛，古称真心痛，乃冠脉痉挛，如能解除冠脉紧张痉挛状态，临床常能立竿见影，针刺治疗乃传统医学之精华。

组方二，主治心肌梗死，突然发作。

主穴：心俞、厥阴俞、督俞。

辅穴：人中、内关、外关、曲池、足三里、劳宫、涌泉。

（1）下壁梗塞加刺中脘。

（2）侧壁梗塞加刺膻中。

（3）间壁梗塞加刺阴郄。

（4）心气乱，加刺内关。

（5）脉结代，传导阻滞加刺膻中、神封。

（6）心源性休克，加刺劳宫、水沟、涌泉。

（7）心力衰竭加刺中冲、阳池、支沟、少海、曲泽。速用洋地黄制剂，快速至饱和量。

方义：《灵枢·厥论》："真心痛，手足青至节，心痛甚，旦发夕死。"急症，险症也，以抢救生命，回阳救逆为要务。

组方三，主治心肌梗死恢复期。

主穴：心俞、厥阴俞。

辅穴：神道、神藏、灵墟、足三里。

手法：补。

说明：心肌梗死度过急性期，心肌已不同程度坏死，身体已极度疲惫，治疗护理要点有二。（1）改善脾胃功能，恢复体力。（2）防止再次梗死。

组方四，主治心源性休克。

主穴：心俞、厥阴俞。

辅穴：膻中、曲池、内关、十宣。

手法：补。十宣浅刺出血。

组方五，主治中暑高热昏迷。

主穴：心俞、风门热府。

辅穴：曲池、内关、百会、合谷。

手法：泻。

附记：中暑古称中暍，热盛也。高温作业，盛夏远行，暑邪郁于肌表，汗出不畅，热不得泄。常突然发病，伴恶心、呕吐、头晕、高热、昏迷。轻症，汗不出称伤暑。

组方六，主治心气乱，烦躁、郁闷。

主穴：心俞。

辅穴：灵道、灵墟、灵台。

手法：补。

附记：抑郁症、精神分裂症、神经衰弱等精神疾病，皆参照施治。

膈　　俞

膈，古代作鬲，隔也。把中焦和上焦分隔开来。现代解剖学称横隔，把体腔水平隔开，上为胸腔，下为腹腔。古代也称天棚。

组方一，主治呃逆。

主穴：膈俞。

辅穴：膈关、足三里。

手法：平补。通脉冲电流，疗效最佳。

附记：呃逆时背部抽动明显处即膈俞穴。可不按传统取穴法取穴。

肝俞　胆俞

肝为阴为脏，胆为阳为腑，胆与肝为表里，为一脏腑组合。胆经与肝经亦为一表里组合。现代解剖学生理学认为，肝是人体最大的消化腺，分泌胆汁，胆为囊状，盛贮胆汁。

《素问·灵兰秘典论》："肝者，将军之官，谋虑出焉。胆者，中正之官，决断出焉。"古人把人体比喻为一个国家，肝脏的重要有如一国之将军，胆如国中刚正不阿的官员，其意义的延伸，勇而无畏者为胆大，怯和怵者为胆小，坦诚相待为肝胆相照。此等说皆文化现象，勇和怵都和胆的体积容量无关。

《针灸甲乙经》："肝俞，在第九椎下，两旁各一寸五分。"右肝俞穴向内投射肝右叶，右胆俞向内投射肝右叶及胆腑。左肝俞向内投射肝左叶附近，左胆俞穴距胆腑甚远。

组方一，主治肝气不舒。

主穴：肝俞、魂门。

辅穴：胆俞、胃俞、脾俞、足三里、心俞、内关。

手法：平补。

组方二，主治肝癌晚期腹痛。

主穴：肝俞、魂门、胆俞、阳纲、筋缩。

辅穴：脾俞、胃俞、天枢、日月、章门、期门、三阴交、阴包、大敦。

手法：泻。体虚者平补。

附注：肝癌晚期，大剂量镇痛药常生依赖性，可由针刺止痛代之。有腹水者慎用腹部俞穴。

组方三，主治胆囊结石梗阻。

主穴：肝俞、胆俞。

辅穴：阳纲、魂门、筋缩、右日月、右章门、中都、三阴交。

手法：泻。

组方四，主治胆道蛔虫梗阻。

主穴：胆俞、阳纲。

辅穴：肝俞、右日月、右期门、膝关、阳陵泉、丘墟、足窍阴。

手法：泻。痛止后服驱虫剂。

组方五，主治腓肠肌痉挛（腿肚转筋）。

主穴：筋缩、肝俞、魂门。

辅穴：承筋，承山、飞扬。

手法：泻。

方义：肝藏魂，主筋。

组方六，眼科病辅助治疗。

主穴：肝俞、胆俞。

辅穴：中都、蠡沟、三阴交。

手法：泻。

脾俞　胃俞

脾为脏属阴，为里；胃为腑属阳，为表，胃和脾是一对表里组合，《素问·灵兰秘典论》："脾胃者，仓廪之官，五味出焉。"脾胃之为脏腑，有如一个国家中管理仓廪的官员，管理物资供给。人体的营养物质也经由脾胃消化而供给全身。传统医学认为，胃主受纳，脾主运化，受纳者，接受存贮也，物移为运，物变谓化。即现代医学所谓的食物在消化道消化和吸收。现代医学认为，脾和胃虽位置临近，但在生理上是无关的。然而，传统医学是整体医学，对器官的认知是笼统的，认为脾是主运化的各种器官，包括胰腺、肝等各种消化腺，非单指脾本身而言。

《针灸甲乙经》："脾俞，在第十一椎下，两旁各一寸五分。""胃俞，在第十二椎下，两旁一寸五分。"脾胃俞向前投影，右侧主要在肝胃和横膈，左侧主要在胰脾胃和膈。脾有很大的移动性，位置因年龄、性别、体型及脏腑充盈度而有差异。高位脾上缘平左第八肋骨，低位脾平第十肋骨。多数人左脾俞投射脾上部内侧。饱食后胃高度充盈，向前和右移位，脾被迫向后移位，此时左脾俞则全部投射在脾体上。右侧脾腧穴，不论在何情况下，距脾和胰较远，而距肝较近。在很多疾病时，脾会增大，或高度增大，特别是儿童。刺伤脾，能引发内出血，针者慎之。胃俞，向前投射胃体上中部。

《针灸甲乙经》："腹中气胀，引脊痛，食饮多而身羸瘦，名曰食亦，先取脾俞，后取季胁。大肠转气，按如覆杯，热饮胃痛，脾气寒，四肢急，烦不嗜食，脾俞主之。""胃中寒胀，食多身体羸瘦，腹中满而鸣，腹䐜、风厥、胸胁满、呕吐、脊急痛、痉挛、食不下、胃俞主之。"

组方一，主治寒邪客胃。

主穴：脾俞、胃俞。

辅穴：意舍、胃仓、足三里。

手法：补。

方义：寒邪客于胃中，胃肠受寒邪阻遏，不得下行。不通则痛，故取脾胃俞温补之，通则不痛。

组方二，主治饮食停滞。

主穴：脾俞、胃俞、三焦俞。

辅穴：合谷、足三里、天枢、中脘。

手法：泻。

方义：暴食后脾胃受损，脾失健运，腐熟无权，腹胀满不下而痛，即伤食消化不良。取脾胃俞增强运化，乃愈。

组方三，主治气滞胃痛。

主穴：脾俞、胃俞、意舍。

辅穴：中脘、胃仓、天枢、大横。

手法：平补。

组方四，主治肝气犯胃。

主穴：脾俞、胃俞。

辅穴：肝俞、筋缩、胃仓、足三里。

手法：肝俞、筋缩，泄。其余诸穴，补。

方义：肝气犯胃，木克土也。肝俞、筋缩用泻法，抑肝气也。脾胃俞用补法，培土，培补胃气也。

组方五，主治胰腺癌晚期腹痛。

主穴：脾俞、肝俞、胃俞、三焦俞。

辅穴：关门、太乙、天枢、腹哀。

手法：体虚者平补。

组方六，主治呕吐。

主穴：胃俞、胃仓。

辅穴：合谷、曲池、三阴交、足三里。

组方七，主治霍乱、泻吐、厥逆。

主穴：胃俞、大肠俞。

辅穴：上巨虚、下巨虚、足三里、三阴交、内关。

手法：补。

说明：传统医学之霍乱与现代医学之霍乱有别。现代医学之霍乱，乃霍乱弧菌所致急性传染病，常呈大规模流行，急性吐泻、脱水、死亡率甚高。传统医学之所谓霍乱亦上吐下泄，挥霍撩乱，多为散发病例，有不洁

进食史，同现代医学之食物中毒。致病菌多属沙门氏杆
菌、肉毒杆菌，及各种球菌。

组方八，主治小儿厌食。

主穴：脾俞、胃俞。

辅穴：足三里、解溪、内庭。

手法：补。得气出针，不留针。

组方九，主治小儿脾虚泻。

主穴：脾俞、大肠俞。

辅穴：关元、足三里、上巨虚。

手法：补。得气出针，不留针。

组方十，主治婴儿吐乳。

主穴：胃俞。

辅穴：足三里、内庭、中脘。

手法：平泻。得气出针，不留针。

组方十一，主治婴儿绿便。

主穴：脾俞

辅穴：足三里、解溪、内庭、中脘。

手法：补。得气出针，不留针。

肾　俞

　　肾俞一词，在《素问》《灵枢》《针灸甲乙经》中皆有记述，但所述范围广窄不一。《灵枢·背俞》："肾俞在十四焦之间……挟脊相去三寸所。"《素问·水热穴论》："肾俞五十七穴，积阴之所聚也"，又说"尻上五行，行五者此肾俞"。肾俞一词便有了三种含义。

　　古人认为，肾是水液代谢器官，且肾和肺是相关的，肾脉上贯肝膈入肺中，所以水液代谢"其本在肾，其末在肺"。水液代谢异常，"故水病下为浮肿，大腹，上为喘呼，不得卧"。古人观察细致，客观准确。水上逆入肺，即现代所谓的肺水肿，会出现肺部湿啰音，呼吸困难，不能平卧，端坐呼吸。水液集聚下部，会产生大量腹水，足部水肿。此和现代临床所见者相同。故古人结论说："标本俱病，故肺为喘呼，肾为水肿，肺为逆不得卧，俱受水气之所留也"。标本者，肺与肾也。肾为水脏，故肾俞也名水俞。"水脏""水俞"，皆五行属性，而现代生理学也确定肾脏为水液代谢器官，两者相通。

　　肾俞穴向前的投影，大多数在肾下极内侧，然而人体肾的位置是多变的，因体型、性别不同，有高位肾、低位肾之不同，左右肾高低亦不相同，人群中肾长轴和人体纵轴之间夹角也不尽相同。少数人肾的形状也异，临床可见马蹄形肾、多个异形肾、囊状肾、游走肾等。在临床上，很多人肾俞穴投影在肾体下部，也有投影在肾门或肾中部。这些都是针灸临症应想到的问题。

广义的肾俞，即表中的肾俞五十七穴了，有重要的使用价值。其在太阳脉的二十五穴，处在人体胚胎时期的尿生殖嵴所在处，是尿生殖嵴的干细胞，分化生成了泌尿和生殖器官，因而刺此处腧穴，能直接影响这些器官。

组方一，主治肾阴虚。

主穴：肾俞、志室。

辅穴：命门、气海俞、关元俞、阴谷。

手法：补。

组方二，主治男性不孕。

主穴：肾俞、关元俞、大肠俞。

辅穴：志室、大钟、复溜、筑宾。

手法：补。可灸。

组方三，主治慢性前列腺炎。

主穴：肾俞、白环俞、大肠俞。

辅穴：阴谷、照海、曲骨、横骨。

手法：平补。分疗程治疗，可灸。

组方四，主治男性缩阳、性生活困难。

主穴：肾俞、气海俞。

辅穴：阴谷、照海、曲骨、横骨。

手法：泻。分疗程治疗。可灸。

组方五，主治尿淋。

主穴：肾俞、命门、志室。

辅穴：大赫、四满、曲骨、阴谷。

手法：补。分疗程治疗。

组方六，主治小儿尿床。

主穴：肾俞。

辅穴：志室、命门、曲骨、四满。

手法：补。不留针，不灸。

组方七，主治尿潴留。

主穴：肾俞、志室。

辅穴：膀胱俞、大肠俞、百会。

手法：泻。

组方八，主治痛经。

主穴：肾俞、命门。

辅穴：血海、阴谷、照海、筑宾。

手法：平泻。经前，每月针一星期。

组方九，主治经乱。

主穴：肾俞、志室。

辅穴：血海、关元、气海、三阴交、阴谷。

手法：平泻。经后针，每月针一星期。

组方十，主治女性性冷淡。

主穴：肾俞。

辅穴：关元、气海、会阴、长强。

手法：补。

组方十一，主治习惯性流产。

主穴：肾俞、关元俞。

辅穴：阴谷、照海、复溜、交信。

手法：补。针后灸。

组方十二，主治女性更年期综合征。

主穴：肾俞、命门。

辅穴：阴谷、三阴交、内关、曲池。

手法：平补。

组方十三，主治坐骨神经痛。

主穴：肾俞、气海俞、关元俞。

辅穴：环跳、承扶、委中、承筋。

手法：泻。可灸。

组方十四，主治腰肌劳损。

主穴：肾俞、气海俞、关元俞。

辅穴：华佗挟脊。

手法：泻。

大 肠 俞

大肠手阳明之脉与肺手太阴之脉为表里，大肠与肺为表里，此说由六气说附会而来，没有临床意义。大肠是消化道下端，主要功能是吸收食糜中的水，使粪便成型。

组方一，主治水泻、五更泻。

主穴：大肠俞。

辅穴：中极、关元、上巨虚。

手法：补。腹部中极、关元平刺。

组方二，主治肛门松弛、脱肛。

主穴：大肠俞。

辅穴：会阴、长强。

手法：补。

组方三，主治妇女子宫脱垂。

主穴：大肠俞。

辅穴：会阴、长强、血海。

手法：补。

小 肠 俞

小肠手太阳之脉，与心手少阴之脉为表里，故小肠与心为表里。在生理上小肠与心脏无直接关系。表里之说亦气数中附会而来，有些牵强。小肠属人体重要的消化吸收器官。所谓脾主运化，运化功能很大一部分是在小肠中实现的。

组方一，主治小儿多食羸瘦。

主穴：小肠俞。

辅穴：足三里、下巨虚、解溪、内庭。

手法：补。得气出针，不留针。

组方二，主治小儿脾虚泻。

主穴：小肠俞。

辅穴：中脘、丹田。

手法：补。得气出针，不留针。

组方三，主治小儿伤乳泄。

主穴：小肠俞。

辅穴：丹田、下巨虚。

手法：泻。丹田平刺，不留针。

膀　胱　俞

肾者水脏，分泌尿液，膀胱受纳尿液，故为一生理组合。膀胱与肾为表里是正确的。

组方一，主治膀胱括约肌失权。
主穴：膀胱俞。
辅穴：关元、曲骨、横骨。
手法：补。

组方二，主治慢性膀胱炎。
主穴：膀胱俞。
辅穴：中膂俞、委中、昆仑。
手法：泻。分疗程治疗，可灸。

组方三，主治小儿尿床。
主穴：膀胱俞。
辅穴：中膂俞、横骨、三阴交。
手法：补。不留针。

组方四，主治慢性前列腺炎。
主穴：膀胱俞、肾俞。
辅穴：志室、京门、太溪、筑宾。

手法：平补，可灸。

（二）胸胁部腧穴

人体腰以上为天，腰以下为地。人体天部主要指颈和胸，故颈胸部的天穴最多。胸部最高处腧穴名缺盆，即锁骨上窝，深凹如盆故名，缺盆也名天盖，盖者覆物之上也，天盖者覆天之上也。实则覆胸廓之上，胸廓极富天意。两侧缺盆中间有天突穴，胸骨柄之上，天突则上突而触天盖。在广阔的"人体天空"上，有诸多的星座。天突下有璇玑穴，璇玑乃北斗七星之斗魁，包括：天枢星、无璇星、天玑星、天权星，四星。华盖穴、紫宫穴也类比北极星附近之华盖星座和紫宫星座。华盖穴、紫宫穴、玉堂穴、膻中穴，都在胸骨之表，胸骨之里即是心脏，"心者君主之官"，华盖者天子盖也。紫宫、玉堂，膻中者宫城也。中庭，似亦指宫庭。皆天子宫禁之地。天盖之下有云门穴。云门者，云气出入之门也。胸中部有天池穴、天溪穴，天池天溪天上之水系也，比拟女人之双乳。中天之下，才是日月。日月穴在上腹部。可谓天高悬日月。这是天人合一说的具体描述。

人体的胸部、腹部和背部其实是一个整体，统称躯干，背部明显的生物学特征是节段性，也延伸到胸部和腹部。背部的每一节段皆通过肋骨和肋间神经向胸、腹部延伸，所以背和胸共同组成一个个节段。在生物发展史早期，节段曾是生命的亚单位，由于生物的进化，节段逐渐融合，节段的独立性逐渐减退了，保留下来的只是脊髓反射，证明节段独立性曾经存在过。古代并未使用节段一词，然而发现了针刺效应，沿节段横向传递，在腧穴命名中显现了节段现象。心藏神，心也称灵台，背部有心俞、神道、神堂、灵台诸穴，向胸部延伸则有神藏、神封、灵墟诸穴，显现了以心脏为中心的一个背胸段落。

　　人体的胸腹部有特定的腧穴，称募穴。其特征是和一定的脏腑有关，和背俞穴相呼应，和所在经脉无关。募通膜，提示腧穴和脏腑隔一膜相通。是针刺效应，从腧穴到脏腑的短径路通道。胸胁部的募穴是：肺募中府穴、心募巨阙穴、肝募期门穴、脾募章门穴、肾募京门穴。为五脏之募穴，六腑募穴在腹部。

　　募穴之膜所指是胸膜和腹膜大网膜等，临床上刺穿胸膜可伤及肺，而形成气胸，刺穿腹膜可能损伤。肝、脾、肾等，引发内出血。

中　　府

　　《针灸甲乙经》："中府，肺之募也，一名膺中俞、在云门下一寸，乳上三肋间，陷者中，动脉应手，仰而取之，手、足太阳之会，刺入三分，留五乎，灸五壮。

中府投影肺尖以上约三寸，可以深刺，也可平刺，但不能向内斜刺。

组方一，主治伤风咳嗽。

主穴：中府。

辅穴：列缺、鱼际、尺泽。

手法：泻。

组方二，主治刺激性咳嗽、喉痒。

主穴：中府。

辅穴：天突、璇玑、华盖、膻中。

手法：平泻。

组方三，主治痉挛性咳嗽。

主穴：中府、膻中。

辅穴：肺俞、魄户、云门、气户、璇玑、华盖、尺泽、太渊。

手法：泻。加灸。

巨　　阙

《针灸甲乙经》："巨阙，心募也，在鸠尾下一寸，任脉气所发，刺入六分，留七乎，灸五壮"。阙同缺，有低洼凹陷之意，位胸骨剑突之下，巨形凹陷中央。此处常能见到或触到心尖搏动，俗名曰胸口或心口。心脏是非完全对称器官，位在胸腔纵隔中偏左，左心室大于右心室。巨阙穴虽亦曰心口，实则距心较远，有腹膜、横隔等阻隔，故对心脏影响较弱，疗效常不理想，建议与心俞等穴同用。

组方一，主治左束支传导阻滞。

主穴：巨阙、心俞。

辅穴：神堂、督俞、灵台、灵墟。

手法：平补。

组方二，主治室性早搏。

主穴：巨阙、心俞。

辅穴：膻中、紫宫、玉堂、乳根。

手法：平泻。

组方三，主治心动过缓。

主穴：巨阙、心俞。

辅穴：少泽、曲泽、内关、神门。

手法：补。

组方四，主治呃逆。

主穴：巨阙。

辅穴：膈关、膈俞。

手法：泻。

期　门

《针灸甲乙经》："期门，肝募也，在第二肋端，不容旁各一寸五分，上直乳，足太阴，厥阴、阴维之会，举臂取之，刺入四分，灸五壮。"肝脏，相对对称器官，右叶大于左叶，大部分在右上腹隐于肋弓下。正常情况肝下缘不易触及，许多疾病肝会增大，或极度增大，针期门或日月承满诸穴，应常规触摸肝下缘，以防刺伤肝脏。

"肝者，将军之官"，暴怒、大悲损伤肝气。针期门，患者应心绪平和，针效方好。

组方一，主治肝气不舒。

主穴：期门。

辅穴：三阴交、中封、太冲、足三里。

手法：泻。

组方二，主治肝气犯胃。

主穴：期门、日月、章门。

辅穴：中脘、足三里、解溪、内庭。

手法：肝经穴泻。胃经穴补。

方义：肝者木脏也，脾胃者土也，有相克之义，故抑肝则补土也。

组方三，主治乙型肝炎。
主穴：右期门、右日月。
辅穴：中都、蠡沟、中封。
手法：泻。

组方四，主治新生儿黄疸。
主穴：期门。
辅穴：右日月、右承满、太冲。
手法：泻。得气出针，不留针。

组方五，主治阻塞性黄疸。
主穴：期门、日月。
辅穴：肝俞、魄户、太冲、行间。
手法：泻。

组方六，主治腹胀满。
主穴：期门、章门。
辅穴：承满、关门、太乙、足三里。
手法：泻。

章 门

《针灸甲乙经》："章门，脾募也，一名长平，一名胁窌，在大横外，直脐季胁端，足厥阴、少阳之会。侧卧，屈上足伸下足，举臂取之，刺入八分，留六呼，灸三壮"。季胁者侧胸也，故又名胁窌，长平者古战场名，喻兵家之地也。位置在十一肋游离端之下。脾在上腹部左侧，移动性甚大，空腹时脾在左章门穴之上，只有腹膜相隔，饱食后脾向后靠中线方向移位，距章门渐远。

《经》曰："脾主运化"，运者物移也，化者物变也，就是食物在消化道中，下移和物理消化和化学消化过程。脾主运化，非脾自身功能，而指全部消化系统消化过程。

组方一，主治脾虚，消化不良。
主穴：章门。
辅穴：承满、关门、太乙、中脘、关元、足三里、内庭。
手法：泻。

组方二，主治小儿厌食。
主穴：章门。
辅穴：脾俞、胃俞、天枢、关元、足三里、解溪、内庭。

手法：泻。得气出针，不留针。

组方三，主治小儿脾大、低热、腹满、腹胀、逐渐消瘦。

主穴：章门。

辅穴：期门、脾俞、胃俞、胃仓、承满、大横、梁丘、丰隆。

手法：泻。消瘦甚、贫血平补。

组方四，主治进食过量，腹胀痛。

主穴：章门。

辅穴：不容、承满、胃仓、伏兔、阴市、梁丘。

手法：泻。

组方五，主治脾虚泻。

主穴：章门。

辅穴：上巨虚、丰隆、冲阳、地五会。

手法：补。

组方六，主治五更泄。

主穴：章门。

辅穴：足五里、阴包、曲泉、太冲、行间、内庭。

手法：补。

组方七，主治习惯性便秘。

主穴：章门。

辅穴：大肠俞、上巨虚、下巨虚。

手法：泻。

京　门

《针灸甲乙经》："京门，肾募也，一名气府，一名气俞，在监骨下，腰中挟脊，季肋下一寸八分，刺入三分，留七呼，灸三壮"。监骨，当指十二肋骨游离端。气府、气俞者肾气之府俞也。

高位肾者，肾募在肾下极外侧，距肾下极可达2、3寸。低位肾者，肾募穴投射肾体下三分之一处，外侧。半数人肾募穴平肾下极。

肾者水脏也，主水代谢。传统医学之肾主泌尿及生殖两大系统，故《经》曰："肾藏精与志""技巧出焉"。

组方一，主治肾病综合症。

主穴：京门。

辅穴：水俞五十七穴、分组交替使用。

手法：泻。分疗程间歇治疗，加灸。

组方二，主治肾结石，输尿管梗阻绞痛。

主穴：京门。

辅穴：肾俞、大肠俞、关元俞、三阴交。

手法：泻。

组方三，主治肾阳虚，男性性功能减退，遗精。

主穴：京门。

辅穴：阴包、三阴交、阴谷、太溪。

手法：补。

组方四，主治男性精子活力下降，男性不孕。

主穴：京门。

辅穴：阴包、阴谷、交信、水泉。

中注、四满、气穴。

手法：补。

组方五，主治女性性淡漠。

主穴：京门。

辅穴：阴包、阴谷、交信、大钟。

手法：补。

组方六，主治女性经乱。

主穴：京门。

辅穴：血海、三阴交、曲骨。

手法：泻。

组方七，主治女性习惯性流产。

主穴：京门。

辅穴：血海、肾俞、志室、阴包。

手法：补。

（三）腹部腧穴

针灸临床上，腹部腧穴占有重要地位，最重要的腧穴是六腑募穴。募穴是胸腹部特定腧穴，和背俞穴相呼应。募穴共十一穴，五脏募在胸部，六腑募在腹部。所谓特定腧穴，它们距脏腑近，只有一膜相隔，疗效明显。腹部六腑募穴分别是，胆募日月、胃募中脘、大肠募天枢、三焦募石门、小肠募关元、膀胱募中极。腑募穴中有四募在腹白线上，占六腑募穴的三分之二。腹白线由致密结缔组织构成，结缔组织亦填充在各种器官之间，称间充质，他们是内在的防卫体系。在生理学、组织学上，结缔组织的细胞是分化程度较低的细胞，有较强的再生性，功能多样的细胞。针刺这些组织，有较强的得气效应，临床效果也好，这是一个值得研究的问题。

腹部和腰部也存在整体的节段性，在生物进化史上，原生态体位状态下，腹部卫外需求渐弱，肋骨因废用而退化，变成腱划，节段性已不明显，但节段间神经传导功能依然存在。

日月，又名神光

《针灸甲乙经》："日月，胆募也，在期门下五分，足太阴、少阳之会，刺入七分，灸五壮"。肝分泌胆汁，胆受纳贮存之，故胆与肝为表里。

日月是双穴，胆腑是非对称器官，只有右日月穴居胆腑之表，有腹膜相隔。《针灸甲乙经》："刺入七分"，不可一概行之，对体弱消瘦，腹壁菲薄及胆高度充盈者须慎之。以防刺伤胆，形成胆漏。

胆募穴名日月，日月之光对人类生存至关重要，故又名神光。

组方一，主治胆囊结石、奥迪氏括约肌嵌顿、疼痛。

主穴：右日月。

辅穴：期门、承满、腹哀、丘墟、风市、膝关、阳交。

手法：强泻。

组方二，主治剧烈呕吐、吐胆汁。

主穴：右日月。

辅穴：承满、中脘、足三里。

手法：泻。

组方三，主治胆囊炎。

主穴：日月。

辅穴：承满、中脘、期门、足窍阴、地五会、足临泣。

手法：泻。可灸。

中　　脘

《针灸甲乙经》："一名太仓，胃募也，在上脘下一寸，居心蔽骨与脐之中，手太阳、少阳、足阳明所生，任脉之会，刺入一寸二分，灸七壮"。

脘，原意指胃脘，此处指胃体所在。中脘者胸骨剑突至脐中点也。《素问·灵兰秘典论》："脾胃者，仓廪之官"。太仓者，京师之仓，言仓之大也。

组方一，主治呕吐。

主穴：中脘。

辅穴：承满、足三里、解溪、内庭。

手法：泻。

组方二，主治霍乱、吐泻。

主穴：中脘。

辅穴：承满、梁门、天枢、大横、足三里、上巨虚、厉兑、隐白。

手法：补。中脘平刺。

说明：传统医学之霍乱，多指现代医学之食物中毒。强烈呕吐，挥霍缭乱，故名。

组方三，主治气滞胃痛。

主穴：中脘。

辅穴：承满、梁门、阴都、足三里。

手法：平补。

组方四，主治腹胀满，隔塞不通。

主穴：中脘。

辅穴：上脘、下脘、承满、梁门、足三里。

手法：上、中脘泻，下脘平泻。

方义：《灵枢·四时气》："食不下，隔塞不通，邪在胃脘，在上脘抑而下之，在下脘散而去之"。抑，急也，强也。散，疏也，缓也。

组方五，主治小儿脾虚泻。

主穴：中脘。

辅穴：阴都、梁门、太乙、滑内门。

手法：补。平刺，不留针。

组方六，主治婴儿伤乳泻。

主穴：天枢、中脘。

辅穴：天门、大横、承满。

手法：补。平刺，得气出针，不留针。

组方七，主小儿寒泻。

主穴：中脘。

辅穴：神阙。

手法：补。灸（隔姜）或艾条温灸。

组方八，主治小儿火泻，发热。

主穴：中脘。

辅穴：大椎、天枢。

手法：泻。平刺，不留针。

组方九，主治小儿水泻。

主穴：中脘。

辅穴：水道、天枢、大横、上巨虚。

手法：补。平刺，不留针。

组方十，主治小儿惊泻。

主穴：中脘、天枢。

辅穴：水沟、内关、合谷。

手法：补。平刺，不留针。

组方十一，主治小儿气滞腹痛，夜哭，不寐。腹叩诊鼓音。

　　主穴：中脘、大横。

　　辅穴：关元、外陵、腹结，四满。

　　手法：泻。平刺，不留针。

　　组方十二，主治婴儿吐乳。

　　主穴：中脘。

　　辅穴：承满、梁门、关门、太乙。

　　手法：泻。平刺，不留针。

　　组方十三，主治腹部手术后不排气。

　　主穴：中脘、关元。

　　辅穴：气海、大横、足三里。

　　手法：泻。平刺。

天　枢

　　《针灸甲乙经》："天枢，大肠募也，一名长溪，一名谷门，去肓俞一寸五分，侠脐两旁，各二寸，陷者中，足阳明脉气所发，刺入五分，留七呼，灸五壮"。人体腰以上为天，腰以下为地，脐居腰中，其横断面是天地之分界。天枢穴居分界线上，故名天枢，天地之枢纽也。

　　横断连线如天地之界河，故名长溪，因实用于治疗消化道各种疾病，也名谷门。谷门者，水谷之门户也。

　　大肠，现代解剖学称结肠，分升结肠、横结肠、降结肠和乙状结肠。右天枢穴在升结肠内侧，左天枢穴在降结肠内侧，横结肠在两天枢穴之上，乙状结肠在天枢穴外下方。大肠的功能主要是接受由小肠传送的食糜，吸收食糜中的水分，使其成型，排除体外。大肠与肺为表里，是气数的按排，大肠与肺，无直接关系。

　　组方一，主治非特异性结肠炎。
　　主穴：天枢。
　　辅穴：大横、大肠俞。
　　手法：补。按疗程分阶段治疗。

　　组方二，主治泻痢脓血，结肠炎。
　　主穴：天枢。
　　辅穴：腹哀、大横、腹结、上巨虚。
　　手法：补。

　　组方三，主治脱肛、直肠脱垂。
　　主穴：天枢、大肠俞。
　　辅穴：会阴、长强、巨虚上下廉、足三里、白环俞。
　　手法：补。

　　组方四，主治肠套叠、肠扭结早期。

主穴：天枢。

辅穴：腹结、大横、带脉、五枢。

手法：平泻。

附记：肠套叠外科急症，乃回肠套叠结肠之内，早期针刺可使复位，晚期致肠坏死，须外科手术。

组方五，主治体虚寒泻。

主穴：天枢、大横。

辅穴：中脘、梁门、脾俞、胃俞、三焦俞、胃仓。

石　门

《针灸甲乙经》："石门，三焦募也，一名利机，一名精露，一名丹田，一名命门，脐下二寸，任脉气所发，刺入五分，留十呼，灸三壮，女子禁不可刺灸中央，不幸使人绝子"。利机者，利铦也，机者弩开也，引申为易机发也，即现代说法敏感之区域。

精露者，精，指男子之肾精，露，指女子的月经。丹田者，道家之言，内丹产生之地，道家谓气沉丹田，是把胸气下沉到下腹部的丹田穴。产生"内丹"，是修道之方法。命门一词，传统医学中，意义多元，一指右肾，一指两肾之间，一指目，此处有肾气引申而来。

募穴是腧穴和脏或腑只一膜相隔。三焦腑在那里？

三焦腑是什么？下焦也称第三焦，虚拟而为三焦腑。三焦中有生殖腺和是泌尿器下端膀胱及尿道等，三焦腑大体指此。古人崇信天人合一，天道有五运六气，人体必有五脏六腑以应之，此虚拟之必然也。

组方一，主治尿淋涩，尿等待，排尿困难。
主穴：石门。
辅穴：曲骨、横骨、昆仑。
手法：平泻。

组方二，主治遗精早泄。性冷淡，性生活困难。
主穴：石门。
辅穴：三焦俞、气穴、大赫、横骨、阴谷、交信。
手法：平补。可灸。

关　　元

《针灸甲乙经》："小肠募也，一名次门，在脐下三寸，足三阴，任脉之会，刺入二寸，留七呼，灸三壮"。腰以下为地，地部石门乃第一门，关元第二门也，故亦名次门。

关元穴在小肠各肠曲之表，有腹膜相隔，针刺效应直接扩散至小肠各部分，故对肠道疾病有明显的治疗效果。

组方一，主治老年性肠麻痹。

主穴：关元、关元俞、小肠俞。

辅穴：天枢、外陵、大巨、下巨虚。

手法：补。

组方二，主治胃肠道逆向蠕动。

主穴：关元、中脘。

辅穴：天枢、外陵、大巨、足三里。

手法：泄。腹部穴平刺。

病例摘要：赵××，女性，50 岁，1995 年 5 月患病，消瘦、疲惫、恶心、无食欲，进食则吐，饮水服药皆吐，入院治疗，静脉给液维持体力。检查，肠鸣音亢进，未查出其他阳性体征，香砂六君子汤肛门灌入，3 小时后药液从口吐出。给药 3 次，皆失败，改用针刺，针 7 次治愈。

组方三，主治周期性腹泻。

主穴：关元。

辅穴：石门、中极、天枢、外陵、小肠俞、大肠俞。

手法：补。

组方四，主治小儿多食、消瘦、脾大、便稀。

主穴：关元。

辅穴：脾俞、中脘、足三里、下巨虚。

手法：补。得气出针，不留针。

组方五，主治小儿腹胀。

主穴：关元。

辅穴：大横、大巨、外陵、腹结。

手法：泻。得气出针，不留针。

中　极

《针灸甲乙经》："中极，膀胱募也，一名气原，一名玉泉，在脐下四寸，足三阴、任脉之会，刺入二寸，留七呼，灸三壮"。气原者，肾气之源也。膀胱者水腑也，腑水出如泉，故又名玉泉。刺入二寸是须商榷的，膀胱充盈时，顶部可上升到耻骨联合上 1 至 2 寸，中极刺 2 寸有可能刺穿膀胱，故刺中极、曲骨，应先确定膀胱的充盈度，而后在确定刺入深度。体肥，腹壁厚者在膀胱空虚时才可刺入 2 寸。

膀胱与肾为表里，膀胱脉亦与肾脉为表里，临床上两脉取穴可以互补。

组方一，主治尿急、尿频。

主穴：中极。

辅穴：水俞五十七穴轮翻使用。

手法：补。可灸。

组方二，主治慢性膀胱炎。
主穴：中极、膀胱俞。
辅穴：水俞五十七穴，分组使用。
手法：补。

病例摘要：
祁××，女，45岁，农民，住杭锦后旗永胜乡。18
岁时患尿急、尿频。主要症状：尿急、尿频，不发热，
每日排尿30～40次，量少，在旗医院等处多次就诊，
诊断为慢性膀胱炎。27年久治不愈，裤裆常湿不干，脉
滑数。1980年4月，开始针灸治疗，每10日为一疗程，
共针十二疗程，未服药治愈。

组方三，主治急性尿道炎。
主穴：中极、曲骨。
辅穴：阴谷、筑宾、交信、复留、水泉、三阴交、
会阴。

组方四，主治慢性尿道炎。
主穴：中极、关元、曲骨。
辅穴：水俞五十七穴择用。
手法：补。分疗程间歇治疗。

组方五，主治老年前列腺炎、肥大、排尿困难。

主穴：中极、曲骨。

辅穴：肾俞、三焦俞、大赫、气冲、阴谷、三阴交。

手法：视身体状况，平补或平泻。针后可加下腹部热敷。

第九章　四肢腧穴

（一）上肢腧穴

四肢者，四枝也，人体像倒立的树，树有枝，人体也有肢，树干为本，枝为末，人体躯干为本，肢为末。树的生命是本末之间进行气液交换，完成生、长、收、藏。人的生命是本末之间气血循环，完成生、长、壮、老、已。人体上肢是颈和胸部体节中孳生而出的，是生物长期进化的结果，和树木孳枝有同样的意义。

《灵枢·本输》："凡刺之道，必通十二经络之所终始"。《本输》把经脉始点的腧穴称：井、荥、输、原、经、合。井者小泉也，经之始也。荥者细流也。输同俞，经水略大，可行舟也。原者，水自山川间生，初至平原，已成规模也。经者大水流也，成川也，《灵枢·经水》："六经为川"。合者，川之合并，则大川也，如江水、河水、淮水等是也。各经脉比拟川水，从四末会入脏腑之中。经脉流注的方向，亦有相反的说法，脏腑是本，经脉是脏腑之气向末端的延伸，此离中说，是经脉的本质。

《本输》中，四肢之初始穴，皆配有五行。"五藏五腧，五五二十五腧"，第一穴井穴，从木开始，木生火，第二穴荥穴为火，以后依次相生。六腑六腧，六六三十六腧。首穴井穴，从金开始，金生水，第二荥穴为水，以后依次相生。此亦天人合一论，腧穴为五运、为地，经脉为六气、为天，天地间五运六气相交冲也。

上肢经脉，亦遵循外为阳内为阴的原则，原生态体位状态下，手掌触地，小指位于外侧。尺骨和挠骨相交叉，前臂曲面在内、在下，为阴，三阴脉藏之。伸面在外、上为阳，三阳脉覆盖之。手太阳十九穴，九穴在上肢阳面。手少阳脉二十三穴，十三穴在上肢阳面。手阳明脉二十穴，十五穴在上肢阳面。其余手三阳脉腧穴在颈和面的阳面。手太阴脉十一穴，九穴在上肢阴面。手少阴脉九穴，全部在上肢阴面。手厥阴脉九穴，八穴在上肢阴面。上肢无体腔，故阴脉隐于阴面。

少商（手太阳脉）

肺经井穴。《针灸甲乙经》："肺出少商，少商者木也。在手大拇指端内侧，去爪甲角如韭叶，手太阴脉所出也，为井。刺入一分，留一呼，灸一壮"。商，五音之一，按《灵枢·五音无味》，商音又分上商、右商、左商、太商、少商。拨古琴之少商音，须用拇指桡侧，故此处为少商穴。

组方一，主治中风、中暑突发昏迷。

主穴：少商。

辅穴：人中、神阙、内关、阳陵泉、十宣。

手法：泻。刺少商，用橡胶带扎拇指，令瘀血后刺出血。

组方二，主治肺热咳嗽。

主穴：少商。

辅穴：列缺、鱼际、中府、膻中。

手法：泄。

组方三，主治感冒、发热。

主穴：少商。

辅穴：大椎、风门热府、十二井穴刺出血。

手法：泻。刺十二井，腕部扎止血带，手瘀血后刺出血。

经　　渠

《针灸甲乙经》："经渠者金也。在寸口陷者中，手太阴之所行也，为经"。古人以人工开挖者为渠，天然形成者为江河。穴在手腕部桡侧，腕屈肌腱与拇长展肌腱间隙中，形似水渠，故名。手太阴脉经穴。

组方一，主治伤寒无汗。

主穴：经渠。

辅穴：大椎、风门热府、肺俞、中府、十二井刺出血。

手法：泻。十二井穴刺法与上方同。

组方二，主治喉痹失音，咽痛。

主穴：经渠，列缺。

辅穴：人迎、鱼际、列缺。

手法：泻。

组方三，主治咳嗽、气喘、痰多。

主穴：经渠。

辅穴：中府、云门、膻中、肺俞。

手法：泄。

尺泽，又名鬼受、鬼堂

《针灸甲乙经》："尺泽者水也。在肘中约上动脉，手太阴之所入也，为合。刺入三分，灸三壮"。尺者，自腋至本穴一尺也，水所钟曰泽，臂之屈侧，肘关节之低凹处。如地之泽，故名。后世用以治精神疾患，附会为鬼受、鬼堂。

组方一，主治小儿惊厥。
主穴：尺泽。
辅穴：神庭、曲池、合谷、人中。
手法：平补。得气出针，不留针。

组方二，主治抑郁症。
主穴：尺泽。
辅穴：太渊、鱼际、上星、风府、风池、神庭。
手法：平补。

组方三，主治胸胁胀满、咳嗽。
主穴：尺泽。
辅穴：期门、承满、京门、中府。
手法：平补。

中　冲

《针灸甲乙经》："心主出中冲，中冲者木也。在手中指之端，去爪甲角如韭叶，陷者中，手心主脉之所出也，为井"。《说文》："冲涌摇也，从水"。中冲，言心包井穴也，井者小泉也，泉虽小，却也涌摇而出，渐成川。

组方一，主治真心痛、（心绞痛）。

主穴：中冲、少冲。

辅穴：心俞、内关、神门。

手法：泻。中冲、少冲刺出血，不留针。

组方二，主治心气乱、烦满、心悸、失眠、健忘。

主穴：中冲、少冲。

辅穴：内关、三阴交、大陵、尺泽、神庭、风池。

手法：补。

内　　关

《针灸甲乙经》："手心主络，在掌后，去腕二寸"。上肢屈侧为阴，为内，关者气之关也故名。

组方一，主治心神不宁、心悸、烦躁。

主穴：内关、或内关透外关。

辅穴：神门、劳宫、曲泽。

手法：补。

曲　　泽

《针灸甲乙经》："曲泽者水也，在肘内廉下陷者中，屈肘得之，手心主脉之所入也为合"。曲者屈也，屈肘时凹陷如泽故名。

组方一，主治卒心痛（即心绞痛）。

主穴：曲泽、少海。

辅穴：心俞、督俞、上脘、膻中、华盖、尺泽。

手法：泻。

组方二，主治心烦、不宁、失眠、心悸、幻听、幻觉。

主穴：曲泽、尺泽。

辅穴：郄门、内关、神门。

手法：平泻。体虚者平补。

组方三，主治伤寒伴胃气上逆、呕吐、烦满。

主穴：曲池、曲泽。

辅穴：中脘、下脘、足三里。

手法：平补。

商阳，又名绝阳

《针灸甲乙经》："大肠上合手阳明，出于商阳。商阳者金也。一名绝阳，在手大指次指内侧，去爪甲角如韭叶，手阳明脉之所出也，为井。刺入一分，留一呼，灸三壮。

组方一，主治腹泻。

主穴：商阳、天枢。

辅穴：上巨虚、足三里。

手法：补。

合　　谷

《针灸甲乙经》："一名虎口，在手大指、次指歧骨间，手阳明脉之所过也，为原。刺入三分，留六呼，灸三壮"。两物接触或两性交曰合，山间流水曰谷，本穴在第一、第二掌骨间，低凹处，故名合谷。两指叉开，形似虎口，故又名虎口。

组方一，主治头痛、发热。

主穴：合谷、太阳、风门热府。

辅穴：百会、风府、风池。

手法：泻。

组方二，主治牙痛

主穴：合谷。

辅穴：下关、颊车。

手法：泻。

组方三，主治耳鸣

主穴：合谷。

辅穴：听宫、翳风。

手法：泻。

组方四，主治鼻出血。

主穴：合谷。

辅穴：迎香、二间、三间、素髎。

手法：泻。

曲池又名鬼臣、阳泽

《针灸甲乙经》："曲池者，土也。在肘外辅骨肘骨之中，手阳明脉之所入也，为合。以手按胸取之，刺入五分，留七乎，灸三壮"。水所潴为池，屈肘时现凹状如池，故名曲池。臂外侧为阳，故又名阳泽。临床常用以治精神疾患，故有鬼臣之名。

组方一，主治上肢瘫痪

主穴：曲池。

辅穴：手五里，手三里、阳溪。

手法：补。

组方二，主治肘关节痛

主穴：曲池。

辅穴：天井、曲泽、小海。

手法：泻。

关　冲

三焦经井穴。《针灸甲乙经》："三焦上和手少阳，出于关冲。关冲者金也。在手小指次指之端，去爪甲角如韭叶"。

组方一，主治偏头痛

主穴：关冲。

辅穴：太阳、率谷、天冲。

手法：平泻。手法：泻。

天井，三焦经合穴

天井者，古军事名词，四面高中央低，呈绝涧状曰天井，兵家死地也。该穴位尺骨鹰嘴和肱骨小头构成之绝涧状凹陷处，故名。

组方一，主治颈项痛、落枕。

主穴：天井。

辅穴：天柱、肩中俞。

手法：平泻。

少泽，又名小吉，手太阳井穴

穴在小指外侧，甲根处。少泽者小水域也。吉者，善也，福也，溢美之言。手十二井穴之一。

组方一，主治感冒发热。
主穴：少泽。
辅穴：风门热府，十二井穴刺出血。
手法：泻。

小海，手太阳脉合穴

屈肘取之，鹰嘴突尖端与内上髁之间陷中是穴。
组方一，主治尺神经萎缩
主穴：小海
辅穴：肩贞、支正、阳谷。
手法：补。

组方二，主治前臂肌肉痉挛、瘫。
主穴：小海。
辅穴：郄门、间使、内关。
手法：痉挛泻、瘫痪补。

组方三，主治肘关节痛
主穴：小海
辅穴：曲池、天井。
手法：泻。

少冲，一名经始，手少阴井穴

手小指内侧爪甲角处，心经之始也，故曰经始。

组方一，主治心悸、失眠、多梦
主穴：少冲。
辅穴：内关、心俞、神庭。
手法：补。

组方二，主治室性早搏
主穴：少冲。
辅穴：膻中、玉堂、灵墟。
手法：补。

组方三，主治房颤
主穴：少冲。
辅穴：步廊、乳根、神封、内关。
手法：平补。

神　门

一名中都，锐中，兑冲。位于手腕掌面尺侧，豆状骨尺骨间陷中，掌平向外侧旋转易于取穴。

组方一，主治癔病发作
主穴：神门。
辅穴：阴郄、灵道、内关。
手法：平泻。

组方二，主治窦性心动过速。
主穴：神门。
辅穴：劳宫、涌泉、人中。
手法：平泻。

组方三，主治中暑昏厥。
主穴：神门。
辅穴：人中、合谷、十二井。
手法：泻。十二井刺出血。

（二）下肢腧穴

以山川、地貌、地形命名之腧穴，多在四肢肘膝以下，称四末。如：承山、昆仑、少海、小海、后溪、太溪、曲泽、尺泽、陵泉、丘虚等。下肢属地，自当以地命名，上肢属天，而又属四末，末有在下之意。在匍匐体位时，上肢地形命名之诸穴，也在腰以下，故尔。

　　在匍匐体位时，下肢经脉亦遵循外阳内阴的原则，前面、侧面、后面皆为外，为阳。后面暴露最充分。足太阳脉覆盖下肢后面，侧面暴露次充分，足少阳脉所覆盖，前面由于躯干遮盖暴露又次充分，足阳明脉所覆盖。只内面的窄长带为阴，足三阴脉隐藏于内，足腕部最细处，三阴脉交于一点，为三阴交穴。

至阴，足太阳脉井穴，（足太阳脉）

　　至者极也，人体腰一下为地，伸臂指天，舒足指地，足趾尖乃人体最下处，地之至下，至之阴也。足小趾外侧爪甲角处是穴。匍匐体位时，小指、小趾都在最外侧，分别是系足太阳脉的起点。

　　组方一，主治风寒头痛，鼻塞、流涕、发热。
　　主穴：至阴。
　　辅穴：风门热府，肺俞、百会。
　　手法：泻。此亦上病下治也。

　　组方二，主治目痛、白内障早期。
　　主穴：至阴。

辅穴：光明、睛明、肝俞。

手法：泻。

组方三，主治腓肠肌痉挛。（腿肚转筋）。

主穴：至阴。

辅穴：承筋、承山、委中。

手法：泻。

昆　仑

昆仑又名崑崙，足太阳经穴。因外踝而得名，外踝高凸，比拟崑崙山。穴在外踝后，跟腱之前，凹陷处。

组方一，主治头痛、项强。

主穴：昆仑。

辅穴：天柱、百会。

手法：泻。

组方二，主治目眩、视力模糊、暴金花。

主穴：昆仑。

辅穴：光明、睛明、肝俞。

手法：泻。

组方三，主治小儿惊痫。

主穴：昆仑。

辅穴：百会、涌泉、十宣。

手法：泻。得气出针，不留针。十宣针刺出血。

委　中

足阳明脉合穴。又名郄中、血郄。

委，曲也。腿弯曲时，膝后呈深窝，名腘窝，委中者，腘窝之中也。郄者，郤也，间隙，凹陷也。

组方一，主治腰痛。

主穴：委中。

辅穴：委阳、侠脊。

手法：泻。

组方二，主治坐骨神经痛。

主穴：委中、环跳。

辅穴：关元俞、膀胱俞、昆仑。

手法：泻。

大　敦

《针灸甲乙经》："肝出大敦。大敦者木也。在足大指端，去爪甲角如韭叶及三毛中，足厥阴脉之所出也，为井"。地高堆者为敦，蹞趾短而粗，如若竖起，形似大丘，故名。肝经井穴。

组方一，主治肝阳上亢，目赤、头晕、血压升高。
主穴：大敦。
辅穴：曲泉、蠡沟、中都、阴廉。
手法：泻。

组方二，主治肝气犯胃，呕吐。恶心、食不化。
主穴：大敦、曲泉。
辅穴：中都、蠡沟、中脘、足三里。
手法：泻。

组方三，主治子宫功能性出血。
主穴：大敦。
辅穴：阴包、三阴交、血海。
手法：平补。

组方四，主治子宫脱垂。
主穴：中极、关元、曲骨、曲泉。
手法：补。

曲　　泉

曲者屈也，屈膝而取穴，髌骨内缘凹陷处是穴。曲泉肝经合穴，合者小川之合而成大川，曲泉当属巨泉。

非巨不能为合。

组方一，主治肝热症，胁胀痛。

主穴：曲泉、蠡沟、中都。

辅穴：大敦、足窍阴、阳陵泉。

手法：泻。

方义：《素问·刺热》："肝热病者，小便先黄，腹痛多卧身热，胁满痛，刺足厥阴少阳"。

组方二，主治肝热、热争、狂言、手足燥、失眠。

主穴：曲泉、阴包。

辅穴：太冲、足三里、地五会、阳陵泉、三阴交、内关。

手法：泻。

组方三，主治嵌顿疝早期。

主穴：曲泉。

辅穴：阴包、足五里、小肠俞、关元、横骨。

手法：平补。早期针刺，可望复位，复位后常大量便血，无大虞。拖延时久，肠坏死，须手术。

组方四，主治阴痛、子宫脱垂。

主穴：曲泉。

辅穴：中极、关元、会阴、蠡沟、中都、足五里。

手法：平泻。

组方五，主治膝关节痛。

主穴：曲泉，内膝眼。

辅穴：委中、阴谷、委阳。

手法：泻。

隐白（足太阴经）

《针灸甲乙经》："脾出隐白。隐白者，木也。在足大趾内侧，去爪甲角如韭叶，足太阴脉之所出也，为井"。足背皮肤厚色深，足掌皮肤薄而色浅，色泽分界处，古曰赤白肉际，本穴隐于白肉边际，故曰隐白。

组方一，主治脾热症，头重烦心、欲呕、身热。

辅穴：厉兑、内庭、足三里、中脘。

手法：泻。

组方二，主治脾热症，腹满，泄泻，热争腰痛。

主穴：隐白、大都、阴陵泉。

辅穴：厉兑、冲阳、梁丘、中脘。

手法：泻。

组方三，主治腹胀、消化不良。

主穴：隐白、足三里。

辅穴：天枢、大横、承满。

手法：泻。

组方四，主治小儿惊风。
主穴：隐白、商丘。
辅穴：厉兑、内庭。
手法：平泻。不留针。

太白，脾之腧穴

组方一，主治脾热症、消化不良。
主穴：太白、大都。
辅穴：内庭、陷谷、中脘、天枢。
手法：平泻。

组方二，主治胃寒痛。
主穴：太白，足三里。
辅穴：阴陵泉、冲阳、解溪。
手法：补。

商　丘

名称来源，古地名，商代南亳地，后人在此筑城，名为商丘。比拟高起之足内踝。穴在内踝前，凹陷处。脾经腧穴。

组方一，主治肠鸣，腹胀满。

主穴：商丘、足三里。

辅穴：天枢、大横、外陵。

手法：平补。

组方二，主治脾虚泻。

主穴：商丘、天枢。

辅穴：中脘、大肠俞、上巨虚。

手法：补。

阴 陵 泉

《针灸甲乙经》："阴陵泉者，水也。在膝下内侧，辅骨下陷者中，伸足乃得之，足太阴脉之所入也，为合"。周代天子墓曰山，汉代以后天子墓曰陵，比拟高起之胫骨髁。穴在胫骨髁后侧。和阳侧之阳陵泉相对应。脾经合穴。穴在陵侧低陷处，故曰泉，合穴处乃川之汇，亦巨泉也。

组方一，主治脾虚、胃寒、消化不良、腹膜胀。

主穴：阴陵泉、中脘。

辅穴：中都、地机、中封、足临泣、内庭、解溪、足三里。

手法：补。

组方二，主治浅表性胃炎

主穴：阴陵泉、中脘、天枢。

辅穴：厉兑、大横、关门、太乙。

手法：补。

组方三，主治妇女癥瘕，经乱。

主穴：阴陵泉。

辅穴：阴包、箕门、血海。

手法：平泻。

组方四，主治下肢痹痛。

主穴：阴陵泉、阳陵泉。

辅穴：中都、委中、承山、承筋。

手法：平泻。

涌泉，又名地冲

《针灸甲乙经》："肾出涌泉。涌泉者木也。一名地冲，在足心陷者中，屈足卷指宛宛中，足少阴脉之所出也，为井"。水腾溢曰湧。人体腰以下为地，该穴在足底，乃地之最下处，井泉自低处喷涌而出，泉虽小因低亦呈喷涌之势，故又名地冲。古人上病下治，多取此穴。

组方一，主治目昏昏无所见，头痛、头眩晕。

主穴：涌泉。

辅穴：百会、太阳、睛明、内关。

手法：泻。

组方二，肾热病、腰痛、腿酸、腰寒、足下热。

主穴：涌泉、至阴。

辅穴：阴谷、复留、束骨、委中。

手法：泻。

组方三，主治肾热、苦渴、多饮、热争、项痛而强。

主穴：涌泉、至阴。

辅穴：然骨、太溪、复留、通谷、昆仑、委中。

手法：泻。

方义：《素问·刺热篇》："肾热病者，先腰痛腰酸，苦渴数饮身热，热争则项痛而强，刺足少阴太阳"。

组方四，主治喉痹、咽痛、舌干。

主穴：涌泉。

辅穴：鱼际、列缺、哑门。

手法：泻。

然　谷

《针灸甲乙经》："然谷者火也。一名龙渊，在足内踝前起大骨下陷者中，足少阴脉之所留也，为荥"。然通燃，燃烧之山谷也。两山间水道曰谷，有水必有龙，故又名龙渊，渊者深水也，深水藏龙也。

组方一，主治肾阴虚、性欲减退。

主穴：然谷、阴谷。

辅穴：太溪、照海、曲骨、石门。

手法：补。

组方二，主治肾阳虚、腰痛排尿难。

主穴：然谷、阴谷。

辅穴：肾俞、昆仑、委中。

手法：补。

复留，又名伏白、昌阳

《针灸甲乙经》："复留者金也。一名伏白，一名昌阳，在内踝上二寸，陷者中，足少阴脉之所行也，为经"。留通溜，肾脉然谷为荥穴，所留为荥，此处经水仍小如荥，故复溜也。伏白者肾气不举也，昌阳者提举肾阳也。

组方一，主治性生活困难。
主穴：复留。
辅穴：肾俞、京门、委中。
手法：补。

组方二，主治淋症、小便痛。
主治：复留。
辅穴：阴谷、京门、横骨、大赫。
手法：泻。

阴　　谷

《针灸甲乙经》："阴谷者水也。在膝下内辅骨后，大筋之下，小筋之上，按之应手，屈膝得之，足少阴脉之所入也，为合"。人体外为阳内为阴，下肢前、后、外三侧皆为阳。只有下肢内侧窄条为阴。山之凹为谷，此穴在阴侧最凹处，故命阴谷。

组方一，主治男性少精，精子活力不足，男性不孕。
主穴：阴谷、肾俞、京门。
辅穴：中注、四满、气穴、大赫、横骨、命门、委中。

　　手法：补。

　　组方二，主治女性经少，不孕。

　　主穴：阴谷。

　　辅穴：阴交、气海、石门、关元、中极、曲骨、血海。

　　手法：补。

窍阴，胆经井穴

　　第四趾外侧，爪甲角一分许。窍者孔也，经气所出必有孔，足为人体最下，乃至阴之地，故名窍阴。窍阴者，阴窍也。

　　组方一，主治头痛、头眩、目痛。

　　主穴：足窍阴、涌泉。

　　辅穴：足临泣、目窗、百会。

　　手法：泻。上病下治也。

　　组方二，主治耳聋、耳鸣。

　　主穴：足窍阴。

　　辅穴：听会、完骨、翳风、头窍阴。

　　手法：泻。

光明，足少阳络穴

《针灸甲乙经》："光明，足少阳之络，在足外踝上五寸，别走厥阴者，刺入六分，留七乎，灸五壮"。穴在外踝上五寸，因功能而得名。

组方一，主治视力减退、青光眼、白内障早期、夜盲症。

主穴：光明。
辅穴：睛明、瞳子髎、承泣。
手法：泻。

阳陵泉，足少阳合穴

位在腓骨小头前下部。膝关节外可按及腓骨小头。陵者帝王墓也，陵下必有泉。外侧为阳，和阴陵泉相对应，故名。

组方一，主治膝关节痛。
主穴：阳陵泉。
辅穴：内外膝眼、鹤顶、委中。
手法：泄。

　　组方二，主治偏瘫。

　　主穴：阳陵泉。

　　辅穴：环跳、承扶、承筋、承山、飞扬、昆仑、京骨、至阴。

　　手法：补。下肢部分取穴，头部取穴，上肢取穴另述。

厉兑，足阳明脉井穴

　　厉，磨也。兑，音锐，形尖也。穴在趾端故名。位在次趾，趾甲角处。

　　组方一，主治晕厥、失语、焦虑、烦躁、多梦、失眠。

　　主穴：厉兑。

　　辅穴：神门、灵道、内关。

　　手法：补。

　　组方二，主治小儿腹胀满、脾胃虚、泄泻。

　　主穴：厉兑。

　　辅穴：中脘、承满、梁门、天枢。

　　手法：补。得气出针，不留针。

　　久泻。加服参苓白术散。

解溪，足阳明脉经穴

解，脱也。古人着履有带，于此处系之。俗曰系鞋带。足关节之上有横纹处，如小溪，故名解溪。笔者用此穴治疗各种儿科消化道疾病，常有明显疗效。

组方一，主治小儿腹胀、腹痛、夜啼。
主穴：解溪、中脘、关元。
辅穴：天枢、大横、大巨。
手法：泄。得气出针，不留针。

组方二，主治小儿吐乳。
主穴：解溪、足三里。
辅穴：中脘。
手法：泻。

组方三，主治小儿消化不良、食多消瘦、绿便。
主穴：解溪、内庭、天枢。
辅穴：脾俞、胃俞。
手法：补。得气出针，不留针。

足三里，又名下陵、鬼邪

《针灸甲乙经》："三里，土也。在膝下三寸胫外廉，足阳明脉气所入也，为合。刺入一寸五分，留七乎，灸三壮"。下陵者位在胫骨粗隆外下也。临床常用以治精神障碍，故也名鬼邪。

组方一，主治胃寒、食不化。
主穴：足三里。
辅穴：胃俞、脾俞、三焦俞、中脘。
手法：补。

组方二，主治腹胀、腹痛。
主穴：足三里。
辅穴：中脘、天枢、关元。
手法：泻。

组方三，主治霍乱、吐泻。
主穴：足三里。
辅穴：中脘、天枢、上巨虚。
手法：泻。

组方四，主治习惯性便秘。
主穴：足三里。

辅穴：上巨虚、下巨虚、承满。

手法：泻。

组方五，主治呕吐胆汁、口苦。

主穴：足三里。

辅穴：期门、日月、天枢、风市、阳交。

手法：泻。

方义：《灵枢·四时气》："邪在胆，逆在胃。胆汁泻则口苦，胃气逆则呕苦，故曰呕胆。取三里，以下胃气逆。刺少阳血络，以闭胆逆"。

组方六，主治烦乱、心不宁。

主穴：足三里。

辅穴：内关、合谷、三阴交。

手法：补。

组方七，主治精神抑郁。

主穴：足三里。

辅穴：曲池、间使、内关、风池。

手法：平补。

特定腧穴。

附一　特定腧穴

(1)《灵枢·九针十二原》，五藏五输，五五二十五输。

	井（木）	荥（火）	输（土）	经（金）	合（水）
肺经	少商	鱼际	太渊	经渠	尺泽
心经	中冲	劳宫	大陵	间使	曲泽
肝经	大敦	行间	太冲	中封	曲泉
脾经	隐白	大都	太白	商丘	阴陵泉
肾经	涌泉	然谷	太溪	复留	阴谷

所出为井，所留为荥，所注为输，所行为经，所入为合，二十七气所行，皆在五输也。

(2)《灵枢·九针十二原》：六腑六输，六六三十六输。

	井（金）	荥（水）	输（木）	原	经（火）	合（土）
膀胱经	至阴	通谷	束谷	京骨	昆仑	委中
胆经	窍阴	侠溪	临泣	丘墟	阳辅	阳陵泉
胃经	厉兑	内庭	陷谷	冲阳	解溪	下陵
三焦经	关冲	液门	中渚	阳池	支沟	天井
小肠经	少泽	前谷	后溪	腕骨	阳谷	小海
大肠经	商阳	二间	三间	合谷	阳溪	曲池

（3）肾俞五十七穴

背部，"尻上五行、行五"（共25穴）：

中行：脊中、悬俞、命门、腰俞、长强，（5穴）。

次旁：大肠俞、小肠俞、膀胱俞、中膂俞、白环俞，（两行10穴）。

又次旁：胃仓、肓门、志室、胞肓、秩边，（两行10穴）。

腹部，"伏兔上各二行、行五"，（共20穴）：

肾经：中注、四满、气穴、大赫、横骨。

胃经：外陵、大巨、水道、归来、气街。

下肢，"肾脉、冲脉合而或大"，（两侧各6穴，共12穴）。

太溪、复留、照海、交信、筑宾、阴谷。

（4）热病五十九刺，有重要临床使用价值，主治伤寒早期传经未传脏腑之时。《素问》《灵枢》所载有别，分别录之，供临床参考。

（5）《素问》："水热穴论""刺热论""气府论"及王注：

"头上五行、行五，以越诸阳之热逆也"：

中行，上星、囟会、前顶、百会、后顶。

次旁，五处、承光、通天、络却、玉枕。

又次旁，临泣、目窗、正营、承灵、脑空。

"此八者以泻胸中之热也"：

大杼、膺腧、缺盆、背俞（风门热府）。

"此八者以泻胃中之热也"：

气街、足三里、上巨虚、下巨虚。

"此八者以泻四支之热"：

云门、髃骨、委中、髓空（脊髓在此段空虚成马尾状故名，正名腰俞）。

"五藏俞傍五，此十者以泻五脏之热也"：

魄户、神堂、魂门、意舍、志室。

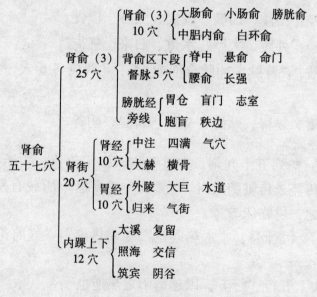

图 9 – 1

（6）《灵枢·热病》，"所谓五十九刺者"：

"两手外、内侧各三，凡十二痏"（12穴）。

手外侧，少泽、关冲、商阳。手内侧，少商、中冲、少冲。

"五指间各一，凡八痏"（8穴）。

后溪、中渚、三间、少府。

"足亦如是"（足五趾间）（8穴）。

束骨、临泣、陷谷、太白。

"头，入发一寸，傍三各三，凡六痏"（6穴）。

五处、承光、通天。

"更入发三寸，边五，凡十痏"（10穴）。

临泣、目窗、正营、承灵、脑空。

"耳前后、口下者各一，项中一，凡六痏"（6穴）。

听会（耳前）、完骨（耳后）、承灵（口下）、哑门（项中）。

"巅上一"，百会。

"囟会一"，囟会。

"发际一"，神庭（前），风府（后）。

"廉泉一"，廉泉。

"风池一"，风池。

"天柱一"，天柱。

附二　天穴和地穴

穴名	别名	穴位
天满	百会	头巅顶矢状线和两耳尖连线交点
通天	天伯	颅顶第二侧线，距中线 1.5 寸前发际 4 寸
天冲	天衢	耳上入发际 1.5 寸，向后 0.5 寸
天容		下颌角后，胸锁乳突肌前缘
天牖		平下颌角后上方胸锁乳突肌后缘，后发际
天窗		颈侧平喉结，胸锁乳突肌后缘
天柱		顶后中线，入发际五分，旁开 1.3 寸
天髎		肩胛骨上角，肩井与曲垣之间
天宗		平第四胸椎棘突，肩胛岗下窝中
天地	承浆	颏唇沟正中
天五会	人币	挟喉结两旁 1.5 寸
天突	天瞿	胸骨切迹上缘
天顶	天丁	平喉结 3 寸，下移 1 寸
天盖	缺盆	肩胛上窝，乳中线
天溪		胸中线两旁 6 寸，平四肋间
天池	天会	乳头外 1 寸
天府		肱二头肌外侧，平腋下 3 寸

穴名	别名	穴位
天泉	天温	腋前纹头，上臂前侧，肱二头肌二头之间
天井		尺骨鹰嘴后上方1寸
天枢		脐旁3寸
地机	地箕	平内膝眼下5寸，胫骨后
地五会	地五	足第四五趾骨间
地冲	涌泉	足底，前1/3和中1/3交点

头颈部天穴

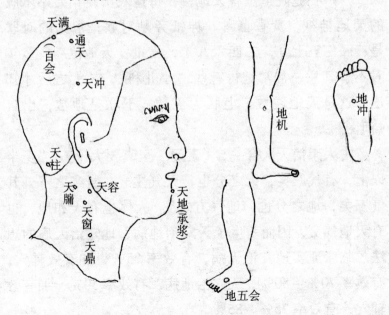

天满
（百会）
通天
天冲
天柱
天牖
天容
天窗
天鼎
天地（承浆）
地机
地冲
地五会

图9-2　天穴和地穴

　　崇敬天地，是中华民族的传统。《易·录》："大哉乾元，万物资始，乃统天"。"至哉坤元·万物资生，乃顺承天"。乾就是天，坤就是地。《易·系辞》："在天成象，在地成形，变化见矣"。古人认为，天气下降，地气上升，两气相交而化生了万物，因而有了人类，也有了大千世界，所以天地对人的生存有十分重要的意义。至今中原地区仍有供奉天地的民俗，天地的化身是玉皇，玉皇被供奉在泰山之巅，登泰山可见玉泉顶和玉皇庙，泰山之巅被民间认为是距天最近之处。中原百姓之家，户户在庭院正位有天地台，每逢农历新年要贴木版的天地神祇，焚香慕拜。神祇旁贴对联，常见的对联是：一三五七九，二四六八十，横批：天地位焉。童年时不解其意，常常觉得有些"小儿科"，长大之后才知道，这是天地之数，上联为天数，下联是地数，出自《河图》。

　　古人崇信天人合一，《素问·至真要大论》："身半以上，有气三矣，天之分也，天气主之；身半之下，其气三矣，地之分也，地气方之"。人体也有天和地，也有天地气交，因而萌生了天穴治地病，地穴治天病的想法。临床证实地穴治天病，有效率25%，加有效辅穴，有效率70%~80%。天穴治地病，有效率30%，加有效辅穴，有效率75%~85%。

附三　神穴和鬼穴

穴名	别名	穴位
神光	辄筋、日明	腑下3寸向前1寸乳中线和肋弓交点
神明		腕部豆骨下、尺骨端之间
神应	阿是	不完
神完	脊中	背中线，十一椎下
神府	鸠尾	剑突下0.5寸
神封		锁骨下，6.4寸，胸中线旁2寸交点
神庭		额上，中线入发际0.5寸
神堂	上星、鬼堂	神庭上0.5寸。神道外3寸，也名神堂
神道		背中线，五椎下间
神藏		锁骨下3寸，距中线2寸
神阙		脐中
本神		神庭旁3寸
灵台		背中线六椎下
灵道		掌后0.5寸
灵虚		锁骨下5寸，距中线2寸
四神聪		百会穴四方位各1寸，共四穴
鬼宫	人中、鬼客厅、鬼市	鼻柱下，沟中央

穴名	别名	穴位
鬼信	少商	见四肢穴
鬼垒	隐白、鬼眼、鬼哭	见四肢穴
鬼心	太渊、鱼际、大陵	见四肢穴
鬼路	申脉	外踝下 0.5 寸。间使劳宫也也称鬼路
鬼枕	鬼穴、风府	项后入发际 1 寸
鬼床	颊车、鬼林	下颌角前上方
鬼市	承浆	
鬼窟	劳宫	
鬼堂	上星	
鬼藏	会阴	
鬼腿	曲池、鬼臣	
鬼封	舌下、金津玉液	舌系带两侧
鬼邪	手三里	
鬼阴	总会	额中线入发际 2 寸

中华民族早期是非常迷信的，但所信并非全是玄虚之神，所信必有所指，主要是"天道"或"天意"。古人崇信天人合一，人有意识，天也量有之。商代用龟甲

兽骨测知天意，方法是把文字刻至龟甲或兽骨上，用火烧灼，根据烧后裂纹判断天意的回覆。现代人不知道此举的应验率，但此举确为今人留下无数文化遗产，就是甲骨文，为今人研究商代国际民情留下资料。周朝用蓍草为筹，运筹蓍草为爻，六爻为卦，以知吉凶。《素问·天元纪大论》："阴阳不测谓之神"，神的概念是宽泛的，从天道到人道，从天文到人事，古人所谓的人事，是人体的事，也包括经脉和腧穴。《灵枢·本神》："故生之来谓之精，两精相搏谓之神，随神往来谓之魂，并精而出谓之魄，心有所忆谓之意，意之所存谓之志。"这里精、神、魂、魄、意、志都是人体器官的功能，因而天道、天意应该是天体的功能了。《灵枢·平人绝谷》："故神者，水谷之精气也"，人体的神是物质的转化。《灵枢·小针解》："神者正气也，客者邪气也"，天宫的神，和人体之神都是正能量，"客"是负能量，"客"指什么，请看下文。

周朝及之前，治病医巫不分，巫师治病，先巫后针，秦汉之后，医巫分立，医师把巫师看作"客"。《素问·五脏别论》："拘于鬼神者不可言至德，恶于针石者，不可与言至巧"。传统医学把致病因素称"贼风""贼风"和"客"都是负能量。

鬼穴的出现甚晚，当在晋朝之后，《素问》《灵枢》

及晋代皇甫谧所著《针灸甲乙经》都无鬼穴之说，鬼一词，是道教的创作，道教繁荣至唐宋之后。道教和佛教一样，都提倡灵魂不灭，认为人死之后灵魂能转移到另一肉体之上，佛教称"轮回"，道教称"转世"，脱离肉体的灵魂就是鬼。道教文化，中华文化的一个侧面，不适合在临床思维之中使用。鬼穴也被视为"客"，属于负能量。在现代生活中，鬼是贬意词，凡邪恶、奸佞、阴险、虚妄之人和事皆以鬼称之，临床上，鬼穴尚有些许使用价值，宰切存之。

病历摘要。

王姓女童，5 岁。主诉发作性抽搐，3 个月，每日 3~5 次，每次 1~3 小时。2013 年 5 月 15 日就诊，面色苍白、消瘦、神情紧张不安，脉数。就诊时抽搐发作，全身性肌肉痉挛，四肢颤动，意识清楚，未查到其他阳性体征。结合既往史笔者为其定名为紧张抽搐综合征。既往史，2013 年 2 月发病，无诱因，发作时全身抽搐，每日 3~5 次，每次 1~3 小时，随即往当地市医院住院治疗，疑为癫痫症，治疗月余无效。赴北京儿童医院检验，否定癫痫，未查出其他病变。回乡后遍请中医服中药治疗仍无效。再请巫师作心理诱导治疗，仍无效。2013 年 5 月 15 日来吾家求诊，坚决请求为其诊治。取双侧曲池穴（鬼腿），刺入 2 寸，得气留针，1 分钟后抽搐停，留针 15 分钟，次日复诊未发作，再针双侧曲池穴，得气留针 10 分钟。第三日复诊仍未发作，如前注再针留针 10 分钟，返家时中途复发，立即返回，再针双曲池加刺内关，抽搐立止，留针 10 分钟。共针刺一周，未服药。一个月，两个月回访未见复发。查体营养状况好转，活泼愉快，已上幼儿园学习，结论痊愈。

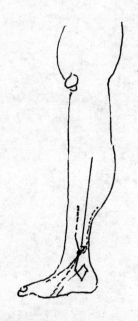

阴脉在下肢内侧，足腕最窄处，
三阴脉交会在一处三阴交穴